轻断食
要瘦身先戒糖
THE 8-WEEK BLOOD SUGAR DIET

[英] 麦克尔·莫斯利 (MICHAEL MOSLEY) _ 著

傅临春 _ 译

中国友谊出版公司

图书在版编目（CIP）数据

轻断食：要瘦身先戒糖 /（英）麦克尔·莫斯利著；
傅临春译. -- 北京：中国友谊出版公司, 2021.1
书名原文：The 8-Week Blood Sugar Diet
ISBN 978-7-5057-4883-5

Ⅰ.①轻… Ⅱ.①麦… ②傅… Ⅲ.①减肥－基本知
识 Ⅳ.①R161

中国版本图书馆CIP数据核字（2021）第015778号

著作权合同登记号　图字：01-2021-1079

THE 8-WEEK BLOOD SUGAR DIET by Michael Mosley
Copyright © 2015 by Michael Mosley
Published by arrangement with Parenting Matters Ltd
through Andrew Nurnberg Associates International Limited
Simplified Chinese translation copyright © 2021 by Beijing Xiron Culture Group Co., Ltd.
ALL RIGHTS RESERVED

书名	轻断食：要瘦身先戒糖
作者	[英]麦克尔·莫斯利
译者	傅临春
出版	中国友谊出版公司
发行	中国友谊出版公司
经销	新华书店
印刷	三河市嘉科万达彩色印刷有限公司
规格	880×1230毫米　32开 7.75印张　165千字
版次	2021年4月第1版
印次	2021年4月第1次印刷
书号	ISBN 978-7-5057-4883-5
定价	48.00元
地址	北京市朝阳区西坝河南里17号楼
邮编	100028
电话	（010）64678009

如发现图书质量问题，可联系调换。质量投诉电话：010-82069336

目 录

Contents

1

避免食物过剩的伤害

2006 年某日，我正在翻看一本科技期刊，其中一页突然引起了我的注意。上面报道了关于给 II 型糖尿病肥胖者做减重（减肥）手术的研究，该页的一张图表展示了参与者在手术后的血糖水平。在手术后几天内，他们的血糖恢复到了正常水平，其中许多人已经能够摆脱药物。

这是一个惊人的发现，因为人们一直认为 II 型糖尿病是终生不可逆转的慢性病。患者通常会被告知，他们的病情最初需要吃药片，而后可能会用上胰岛素，并且他们还得习惯和糖尿病终生相伴。

然而，这篇研究报道之所以引起我的关注，是因为患者血糖恢复到正常水平的速度极其迅速。这与我当时研究的理论相符合：II

型糖尿病仅仅是因为肝脏和胰腺中脂肪过多，从而干扰了胰岛素的形成。血糖突然回归正常水平和手术本身无关，而只是因为饮食突然被削减。如果这个理论是正确的，那么 II 型糖尿病只依靠限制饮食就能实现完全的逆转。

科学研究的进展总是缓慢又谨慎，任何假想都必须经受严格的测试。在过去的十几年里，我的研究团队和纽卡斯尔大学的其他团队一直在仔细研究 II 型糖尿病的潜在作用机制。我们研究出了新方法，以强力磁共振扫描仪来测量肝脏和胰腺中的脂肪。

如今我们已经完成了这些细致的研究，研究成果表明，真正想要摆脱 II 型糖尿病困扰的人，如果能够在短短 8 周时间内减去大量体重，就能使血糖恢复到正常或接近正常的水平。接下来只要保持体重，他们就能始终避免糖尿病的困扰。我们的研究表明，一种依然被大众认为不可逆转的疾病是有可能逆转的。

那么这对整体的健康有什么长期影响呢？对一部分人而言是否有什么弊端？为了回答相关重要问题，英国糖尿病协会注入资金，针对基础医疗展开大规模的研究，这些研究将持续至 2018 年。

令人高兴的是，麦克尔·莫斯利博士也正在向人们强调以减重来控制血糖水平的重要性。他非常擅长传播医药科学成果，并将其关联到日常生活中。

在这本关于当代最大健康问题的书中，有他从权威资源中收集的艰深的科学信息，穿插进许多不同个体的故事，把它们编织成了一幅传达真知灼见的锦图。

如果你患有 II 型糖尿病，又期望能重获健康，那么这本书很适合你。如果你的家人也有相同的困扰，那就让家人都读读它。21 世纪，我们每个人都必须对抗社会中出现的这样一种新现象：在 20 万年来的人类进化史中，我们首次需要学会避免食物普遍过剩造成的伤害。

罗伊·泰勒[①]教授

2015 年 11 月

[①] 欧洲最负盛名的糖尿病研究者之一。——译者注

序言

我们对高血糖的危害一无所知

世上有数百万人的血糖水平偏高，并且其中许多人对此一无所知。

可能你常常觉得渴，或是尿频；可能你的伤口总是愈合得很慢，又或是经常累得慌；更有可能的是，你什么症状都没有。

然而血糖升高真的不是什么好消息，它会加速衰老，引发 II 型糖尿病，并增加患心脏病和中风的风险。

这是一本关于血糖的书，它与近年来以铺天盖地之势盛行的 II 型糖尿病相关，也和 II 型糖尿病发作前的血糖潜在积累相关，即所谓的前驱糖尿病（血糖异常偏高，但并未达到糖尿病水平）。它是一声警钟，是一次警报。

但是，一个问题若全无解决方法，强调它就毫无意义。因此，如果你患有 II 型糖尿病，我将向你介绍一个节食计划，它能在短短数十天内逆转你的病症。如果你患有前驱糖尿病，我也将告诉你如何阻止它继续发展。

我为什么在意这个问题？因为多年前我也曾被诊断为 II 型糖尿病患者，我的血糖水平也曾失控。

让我先来介绍一点背景。我曾在伦敦的皇家自由医院接受医师培训，获得资格证后，进入新闻界发展。在过去的 30 年里，我一直在为英国广播公司（BBC）制作与科学及健康相关的纪录片——先是在幕后工作，后来做了主持人。我报道过很多重大的医疗问题，也针对形形色色的主题采访过无数专家，这些经验赋予了我独特的视角。因此，我要说，最近糖胖病（糖尿病加肥胖）发生率的上升程度真的很可怕，这并不是危言耸听。

老实说，就我的整体职业生涯而言，我对营养学并不特别感兴趣。在我的医疗培训中，关于食品对身体影响的内容少之又少，只除了那条众所周知的"少吃多运动"，它也许说得不错，但根本帮不上忙。

10 年前，如果你问我对饮食有什么了解，我会非常确定地告诉你，减重的最佳方式是循序渐进，并辅以低脂饮食。一周减 0.5~1 千克是最好的，因为如果你减得太快，就可能破坏自己的新陈代谢，最终导致体重迅速反弹。我偶尔也会试着这么做，减掉一点点体重，然后立即恢复原重量。但我当时没有意识到自己这样做有多糟糕。

3 年前，我去看医生，做了一次常规验血。几天后，医生打电话给我，说我不仅胆固醇太高，而且血糖浓度也升高进入了糖尿病的水平范围——不算很高，但刚好够到最低值。我可以吃药片了。我惊慌失措，满脑子都在想着我要怎么办。因为那个时候我已经知道它不是个小毛病了。

其实我不应该那么吃惊的。血糖问题往往是遗传的，我父亲74岁时逝世，这个年纪不算很老。他当时被各种不同的疾病折磨，其中包括 II 型糖尿病、心力衰竭和前列腺癌。我现在怀疑他还有阿尔茨海默病的早期症状。

比起就此开始服用药物，我决定为 BBC 制作一部纪录片，而我将在这个过程中找到改善健康状况的替代方法。

在制作纪录片《节食与长寿》的过程中，我无意间发现了一些科学家及他们的工作成果。比如全美抗衰老协会的马克·马特森教授，以及芝加哥伊利诺伊大学的克丽丝塔·瓦拉迪博士，后者在研究一种称为"间歇性禁食"的方法。

数年的动物研究和无数人体试验表明，周期性地减少热量摄入能带来各种不同的益处。其中不仅包括减重，还包括情绪和记忆力的改善。

于是我开始坚持我所谓的 5：2 饮食法，即一周中 5 天正常进食，剩下的 2 天将摄入的热量限制在 600 卡路里左右。我发现这个方法非常易于掌控，12 周里我减掉了约 10 千克体重，血糖和胆固醇也恢复到了正常水平。在这部纪录片制作完成后，我和咪咪·史宾赛一起写了一本书，书名是《轻断食》。书中不仅介绍了间歇性禁食的科学依据，还提供了执行这种禁食的实践指南。

不过之前那本书并不针对糖尿病患者，而且我当时不清楚自己身上发生的事是不是特例。于是我决定更进一步探索关于热量、碳水化合物、肥胖、胰岛素及糖尿病的科学研究。本书呈现了我所探索的成果。

为何是现在？

营养学常规建议正在遭受前所未有的抨击。由来已久的"低脂饮食"概念正在土崩瓦解，因为无数研究表明，这类方法基本没什么作用，而且很少有人能坚持执行它们。

让人烦恼的是，人们在减脂时会感到饥饿，于是便转而去吃不值钱又甜兮兮的碳水化合物。而这正是我们今日所面对的饮食灾难主因之一。

尽管如此，常规建议依然几乎没有改变。数十年来，政府一直在警告肥胖的危险，却忽略了碳水化合物的危险。我们许多人都知道自己的胆固醇水平，但很少有人知道自己的血糖状况，更不用说胰岛素水平了。但我们应该关心这些数据，因为人们的血糖水平正以空前的速度提高。

现在英国大约有 400 万糖尿病患者，而且最近人们震惊地发现，前驱糖尿病患者在过去 10 年中增长了 3 倍，比例从 11% 上升到了35% 以上。[1]

据美国疾病控制中心（CDC）称，美国的情况更加严峻。那里至少有 2900 万糖尿病患者，而且其中许多人毫不自知。

歌手帕蒂·拉贝尔在舞台上昏倒后，才发现自己患了 II 型糖尿病。她母亲也是糖尿病患者，并且因此被截肢；她叔叔也因为这种病而双目失明。

前驱糖尿病患者的数目更多。CDC 估计有 8600 万美国人受此影响，其中只有少于 10% 的人明白自己身处险境。

亚洲人在这一点上尤其脆弱：最近的数据估计有超过 1 亿的中国人患有糖尿病，而前驱糖尿病患者大约有 5 亿。相同的是，其中大多数人对此全然不知。[2]

前驱糖尿病非同小可，这不仅是因为它通常会发展成糖尿病，还因为它与代谢综合征密切相关。后者有时被称为 X 症候群或胰岛素抵抗综合征。

不知道你有没有听说过代谢综合征，10 年前我没听过，但它现在极其常见，且患者数量还在增加。代谢综合征也被称为"死亡四重奏"，因为除了高血糖外，它还包括高血压、腹部肥胖、胆固醇和血脂异常偏高。

可以将这一切症状联系起来的是胰岛素，你将在本书中了解到更多关于它的信息。

如果你有前驱糖尿病（只有经过检测才能发现它），它在 5 年内发展成糖尿病的概率是 30%。

演员汤姆·汉克斯在患上糖尿病的很早之前就被医生警告过，因为他的血糖水平一直偏高。汉克斯并不是非常胖，但他的体重就其个人基因构成来说可能太重了。之后我会更详细地谈到"个人脂肪阈值"。

一旦前驱糖尿病突然转变为糖尿病，你将猝不及防地陷入药物治疗中，再也来不及说出"可口可乐"4 个字。

在探讨本书的过程中，我收到过一位糖尿病患者的女儿写来的邮件。她写道："我妈妈觉得很难堪。她认为她患上 II 型糖尿病完全是自己的错。她一直对超重这事觉得难为情，尽管她尽了最大的努力，但还是减不掉体重。她甚至没有把自己患了糖尿病的事告诉我爸，那可是和她一起生活的人！她只告诉了我，这还是因为我看到她吃药，问了她药片是做什么用的。"

药片是公认的解决方式，但它们并不能解决潜在的病根，而且它们的长期效用仍然存疑。

无论如何，我确定有很多人能通过转变生活方式来恢复健康，而非一生都求助于药物，只要给他们这个机会。然而悲惨的是，他们很少能有这样的机会。

在本书中，我将推荐一种与众不同且出人意料的方式，用以对抗糖尿病及高血糖。这种方法将遵循一份快速节食减重计划。

不过你肯定会说，就是那种速成节食法吗？速成节食法不是总会失败吗？最后所有减掉的体重都会反弹回来，甚至比以前更重。哦，不是。结果取决于行事的方式，世间万事都是如此。方式不对，就算饮食热量再低也不会有好结果。而一旦方式正确，快速减重则能极其有效地抛去脂肪、战胜血糖问题、逆转 II 型糖尿病，甚至治愈它。

我将引领你们了解科学，远离关于饮食的众多常见误区。在这个过程中，你将不得不接受一些激进的理念。我将为你们介绍罗伊·泰勒教授，他是本书的灵感之源。泰勒教授是欧洲最负盛名的糖尿病研究者之一，他的数次实验结果都表明，一份极低热量的食谱能在数周内实现看似不可能的事——逆转 II 型糖尿病。你还能见识到一些以这种饮食方法重获健康的人：

* 乔恩。他本已濒临死亡，现在却觉得自己年轻了20岁，并且看起来也如此。

* 洛娜。她之前根本不知道自己的血糖水平已失控，因为她是位健康的素食者。

* 杰夫。他差点要被截肢，他希望能帮助别人，让他们不要重蹈覆辙。

* 凯西。这位护士在24岁时就患上了II型糖尿病。医生给她开了胰岛素，和许多接受药物治疗的人一样，她自此体重剧增，以至于最近动了减重手术。自从按照本书的建议安排饮食后，她在2个月里减掉了20千克。她现在已经不再服用药物了，并且身体比以往任何时候都要好。

* 迪克。他是我的朋友，他也在2个月里减掉了20千克，并在依旧享受美食与美酒的状态下解决了血糖问题。1年后，他的体形达到了我认识他以来的最佳状态。

这些人并非特例。尽管医生们都说"这起不了什么作用，你们没办法坚持到底的"，然而成百上千的人都成功恢复了健康。

当然了，真正的挑战是在减重后维持体重。我将为你的每个改变阶段提供清晰且必要的指导，以确保你的体重维持稳定。

你想减肥、改善健康状况并维持正常血糖水平吗？你想一边吃着健康美食一边达到这个效果吗？那么本书正是为你量身定做的。

血糖节食计划

* 迅速且有效地解决血糖问题。

* 以科学实验为依据。

* 精确清晰的 8 周计划。

* 其他人的成功案例，鼓舞人心的故事。

* 对减重后行事的建议。

在下面几章里，我将解释血糖的重要性，以及任由血糖问题发展的后果。

不过首先，我想和你说说乔恩的故事。

"我找到了一种生活及饮食的方式。"

乔恩还记得刚刚听说自己患有 II 型糖尿病的那个瞬间。那是2012 年 3 月 17 日，这位平面设计师当时 48 岁，有两个十几岁的儿子，成天忙于工作。他的电话响了起来，对方是医生的联络员。"你必须立刻到医院来，你感觉怎么样？"她担忧地问，"有人陪着你吗？"

"我想他们是担心我会晕过去。"乔恩说。和众多境况相同的人一样，他对自己的问题一无所知。然而最近的体检结果表明，他的血糖水平已经超出了正常值底线的 3 倍多。

到了乔恩这个年龄，II 型糖尿病患者的病情要比年轻时发展得更快，而且这个年龄层的患者数量多于 65 岁以上的年龄层，虽然人们往往认为后者更容易有血糖问题。

乔恩接受了药物治疗，并开始向营养学家和膳食学家们咨询。

在接下来的几个月中，他听到了各种相互矛盾的建议。一位"专家"让他每天吃一个凤梨；另一位则提议每天早晨吃谷类食品，但是没有人建议他减少卡路里摄入，哪怕他当时的体重是133千克。

当乔恩听说血糖节食计划时，他立刻就被吸引了。

它听起来很有道理。他喜欢简洁的事物，喜欢立竿见影的效果。

他一直等到了开完49岁的生日派对。第二天他宿醉未醒，但是，尽管难受得要命，他还是准备好迎接一种新的饮食方法，现在他称这种方法"改变了生活"。

第一周，他减掉了8.5千克。我要重复一遍这个数字，8.5千克——恰好是一个轮胎的重量——其中大部分是水，但它仍然是个令人惊叹的数字。

乔恩非常吃惊，并立刻积极地迈出了下一步。他终于能够穿上短袜而不觉得它会勒进肿胀的脚踝。他的牛仔裤尺寸在7天里小了一号。"这简直是太刺激了，"他一边回忆一边说，"它会有用的，这是一目了然的事。"

乔恩是个有趣又贴心的家伙，他还喜欢开派对。因此他又故态复萌了，而且不止一次。"我没有使劲唾弃自己，"他说，"我只是在第二天重新开始。"（这是真的，他寄给我的每周食物日记里可不止一两杯普罗塞克葡萄酒。）

"一旦开始，我就不再把它看作一个节食计划。我只是选择了这样的饮食方式。"他的步行距离增加了，并且开始骑着自行车出游，进一步燃烧体内储存的脂肪。

他在 3 个月里减了 22.5 千克。朋友和家人都说他看上去年轻了 20 岁。他不再服用治疗糖尿病的药物，他的血糖恢复到了正常水平。他经常使用"控制""习惯""自动"这样的词。

"这种方法完全可以让人坚持下去，"他说，"我找到了一种生活及饮食的方式。"

饮食和生活。这正是本书要说的内容。

第一部分

科学减重——戒糖

第一章 肥胖症流行：我们为何身陷此境

肥胖症的暴发

乔恩的体重问题相当严重，然而有这个问题的人在世界各地都越来越多，而且这种状况并非日积月累而形成的。在战后的年月里，人们的体重是稍微上涨了一点，但是肥胖问题是在 20 世纪 80 年代初突然暴发的，它在短短一代人的时间里席卷了全球。

目前地球上最肥胖的人群都住在墨西哥、埃及和沙特阿拉伯。中国和越南等国的人仍然相对苗条，但是其超重人口的数量在不到 40 年的时间里也翻了 3 倍。

在富裕的发达国家中，美国、英国和澳大利亚"名列前茅"，其超重人口大约占总人口的 2/3。在过去的 30 年里，这些国家男人和女人们的体重平均增加了 8 千克，相当于一个中型手提箱，其大多集中在腹部。

孩子们的处境则更加危险。过去，I 型糖尿病是唯一一种常见的儿童糖尿病，患者的免疫系统错误地攻击细胞，导致血糖失控。然而现在有越来越多的儿童因 II 型糖尿病前往诊所，其病因大多是体重和生活方式。最近美国新闻中出现了一个 3 岁的小女孩，她重 35 千克，是目前世界上最年轻的 II 型糖尿病患者之一。

不良饮食不仅仅会影响这一代人，下一代人也会因此遭殃。超重的母亲们养育着更巨型的宝宝，后者在子宫中便受母体的高脂饮食影响，在之后的人生中极易长成胖子。

肥胖就像病毒一样传播，因为在饮食的内容和数量，以及所谓"正常"方面，家人和朋友会对我们产生重要的影响。略微丰满一点的身材完全可以被大家接受，T 台上有大号模特，肚腩和双下巴也可以让人自鸣得意。从许多方面来看，面对梦幻般皮包骨头的超模，人们对这种曲线美的追求是一种很好的回应。然而我们依然要面对一个令人悲伤的事实：在错误的位置堆积过多的脂肪，会造成严重的后果。

那么肥胖症的暴发是由什么因素引起的呢？

答案很明显：我们吃得更多了。自 20 世纪 70 年代末起，美国人的卡路里平均摄入量增长了 25% 以上，它直接解释了美国人平均体重的上涨。

然而，也正是在这个时期，黄油等饱和脂肪的消耗量却下降了。从 1980 年起，消耗量真正飙升的是碳水化合物，特别是精制谷物，其消耗量在短短 15 年间激增了 20%。

《美国临床营养学期刊》中有一篇研究报告对比了美国人在过去

几十年中的饮食成分和糖尿病发生率，他们发现疾病与脂肪及蛋白质的摄入量之间并无联系。相反，他们将糖胖病的发生归咎于饮食中纤维量的减少，以及精制碳水化合物消耗量的惊人上升。[3] 现在几乎每个人都知道，精制碳水化合物摄入量的上升导致了一个意外的后果，即与脂肪的战争。

碳水化合物摄入量的不断上升

1955 年，美国的艾森豪威尔总统差点死于心脏病。当时，心脏病在全美疯狂肆虐，以至于极具影响力的美国心脏协会宣布对饱和脂肪开战。人们将牛排、黄油、全脂牛奶和奶酪移出食谱，将人造黄油、植物油、面包、谷物、意大利面、米饭和土豆列上菜单。然而事实证明，协会的依据相当不可靠。

说服美国心脏协会，乃至说服全世界跟随其脚步的，是一位名叫安塞尔·季斯的生理学家。20 世纪 50 年代，他做了一项研究，对比了 6 个不同国家中男人对脂肪的消耗量和心脏病致死率。

他的研究表明，美国男性比日本男性更容易因心脏病死亡，前者从脂肪中摄入大量卡路里，而后者只食用少量脂肪。两者的联系看起来清晰明了、令人信服。

然而，日本人摄入的糖和加工食品远远少于美国人，这个事实被忽视了。有些国家有着极高的脂肪消耗率，但心脏病的发生率却很低，比如法国，而这个事实被当作异常特例排除在统计之外。

美国心脏协会为季斯提供了支持和庇佑，这场反脂肪战役郑重其事地展开了。开始他们费了一点时间，但从 20 世纪 80 年代起，全世界人民的饮食结构都发生了引人注目的变化。无数人遵循医嘱，转变了自己的饮食习惯，从食用黄油和牛奶这类的动物脂肪，变为食用人造黄油、低脂产品和植物油。

人们之所以发起抵制饱和脂肪的战役，不仅仅是因为害怕它们会堵塞动脉，还因为人们普遍认为食用脂肪会变胖。等量的脂肪所含的卡路里超过了碳水化合物或蛋白质。因此人们很容易就会得出结论，认为减重需要削减脂肪摄入。

现在低脂食品被制作了出来，并得到医疗界的热心支持。我父亲尝试了不少低脂食品，每一种都能让他减重。但问题是他发现自己很难坚持食用这些东西，在这一点上，他不是个例。哪怕患者得到密切的监督，并且自己也斗志高昂，低脂饮食的治愈成功率也非常低下。

此事有一个令人心酸的例子，那就是 2001 年的"展望未来"实验。[4] 美国的 16 个医疗中心招募了 5000 多名超重糖尿病患者，让他们参加一个随机对照实验。其中一半得到普通的照料，而另一半实行低脂饮食。低脂饮食组拥有个人营养学家、训练员和团组后援课程——花钱能买到的最优质的服务。

实验本应持续至 2016 年，最后却在 10 年的"徒劳无功"后停止了。低脂组的患者只比对照组多减了一点点体重，两组的心脏病或中风发生率并无差别。糖尿病患者努力减少自己的脂肪摄入量，然而他们既没有达到减重的目的，也没有获得期望中的健康益处。

同时，对抗脂肪的战役战果非凡，就表面意义上说，现在整个世界所食用的无脂及减脂食品都远多于以往。但我们并没有变得更苗条，相反，我们变得更胖了。

一部分原因来自食品生产商，他们提取了食物中的脂肪，却加入了糖分以使食物更美味。比如说低脂星巴克松饼就含 430 卡路里，以及相当于 13 茶匙糖的糖分，不过现在它们停产了，至少我在星巴克网站上找不到它们了。

人们似乎认为，如果一个产品在标签上写了"无脂"，它就不会让人变胖。有些医生对公众称，食用碳水化合物不会让人变胖；一位知名的营养学专家让·迈尔说，向大众推行控制碳水化合物的食谱简直"等同于大屠杀"。

我在 1980 年进入医学院，此时抗脂战役正在全盛时期。我放弃了黄油、奶油和鸡蛋，我也很少食用红肉，并开始饮用脱脂奶和低脂酸奶，后两者我都不喜欢，但我认定了它们对我的健康有益。

在之后的 20 年中，我尽力克己，却还是多出了近 15 千克的体重（在还是个小医学生时，我瘦得皮包骨头），并且血糖水平飞速上升。我所实行的低脂高碳水化合物节食计划并没有让我变得更健康，而是相反。

这是为什么？

碳水化合物和胰岛素

哦，关于碳水化合物，尤其是易于消化的碳水化合物，如糖、早餐谷物、意大利面、面包和土豆，它们在肠道中都很容易被分解，而后往消化系统中释放出糖分。

你的胰腺做出的回应是产生胰岛素。胰岛素的主要任务之一是降低过高的血糖，它的工作程序是帮助缺乏能量的细胞吸收那些糖分，如肌肉细胞。

糟糕的是，不健康的饮食和活动量过少的生活方式能在多年里渐渐造成所谓的"胰岛素抵抗"。你的身体将对胰岛素越来越不敏感。

你的血糖水平无声无息地升高了，你的胰腺因此泵出越来越多的胰岛素。然而这就像是对你的孩子叫嚷一样，过一阵子他们就不听你的了。

不管怎样，当你的肌肉开始产生胰岛素抵抗时，胰岛素仍然能迫使过剩的卡路里进入你的脂肪细胞。其造成的后果是，当你的胰岛素水平升高时，越来越多的能量被转化成了脂肪而被储存起来。胰岛素水平越高，你就变得越胖。

当你将越多的热量存进脂肪组织时，身体的其余部分就越缺乏能量。

这就像是你购买了燃料，却不把它放进油箱，而是存进了汽车后备厢。燃油表指数一直下降，你疯狂地想要加满油，却一直失败，因为你加错了地方。

同样地，你的肌肉缺乏能量，便告诉你的大脑要吃得更多，于是你吃得更多。但你的高胰岛素水平一直在鼓励身体储存脂肪，因此你只能在饥饿状态下越来越胖。

罗伯特·卢斯蒂格博士是著名的儿科内分泌学家，他诊治过数以百计的超重儿童。他在自己杰出的著作《渺茫的希望》中指出，要了解肥胖，关键是要了解胰岛素。

"没有储存能量的激素——胰岛素，也就没有脂肪堆积的现象，"他写道，"胰岛素将糖分分流至脂肪，这让你的脂肪细胞长大。胰岛素越多，脂肪越多。"

他坚称，在过去的 30 年里，我们的肥胖水平之所以翻了一倍，其主要原因是机体制造的胰岛素的量远胜以往。

他指责富含糖分和精制碳水化合物的现代饮食，认为它们提高了胰岛素水平。许多知名肥胖症专家都支持这个看法，其中包括哈佛医学院的儿科专家戴维·路德维格博士，以及圣地亚哥"营养科学计划"的领袖马克·弗里德曼博士。

他们在《纽约时报》上撰写了一篇评论——《常常饥饿？让我告诉你为什么》[5]，在文中，他们毫不犹豫地把矛头指向了精制碳水化合物：

"美国人食谱中数量渐增且经过加工处理的碳水化合物导致了胰岛素水平的升高，这使脂肪细胞过度存储能量，促使无数人产生渐趋肥胖的生物反应。大量消耗精制碳水化合物导致整个人类群体体重升高，这些食品包括炸薯条、饼干、蛋糕、软饮、加糖早餐谷物，甚至包括白米和面包。"

路德维格博士的意见值得听取，因为多年来他都在波士顿的儿童医院管理着全美最大的超重儿童医务室之一。他一直在近距离观察那些易于消化的碳水化合物是如何成为肥胖的主要驱动力的。

在一项研究[6]中，他选出 12 位超重的少年，在不同的日子里给他们三种不同的早餐。一种是速溶燕麦片，加奶加糖；一种是传统的未加工燕麦（"钢切"燕麦）；还有一种是煎蛋卷。

最糟糕的早餐是速溶麦片，食用它后，孩子们的血糖和胰岛素水平急剧升高。接着，在两三个小时后，血糖水平"崩溃"般回落至原来的水平。这场崩溃伴随着应激激素肾上腺素的激增。男孩们觉得疲累、饥饿以及烦躁。在中饭时，他们比吃煎蛋卷的那一组多摄入了整整 620 卡路里。

从个人经验来说，我知道这是什么感觉。如果我吃了烤面包或谷物，上午过一半时我就饿了。但是，如果我早餐吃的是炒蛋、粥或腌鱼，哪怕它们所含的热量与前者一样，我也能一直撑到下午才饿。

在另一项研究[7]中，路德维格让 21 位超重的年轻男子实行低脂和低碳水化合物的节食计划。他们所食用的食品所含热量都完全相同，但是低碳水化合物的那一组每天燃烧消耗的热量比低脂组高出 325 卡路里。这差不多相当于慢跑一个小时消耗的热量。

> "等到 50 岁，你将拥有你应得的体形。"
> 鲍勃·史密特纳的食谱曾经是这样的：
> 早餐：谷物、小松饼、咖啡（好几杯）；
> 午餐：汉堡包、比萨、炸薯条、苏打水；
> 晚餐：两个双层奶酪汉堡、大份薯条、苏打水（在开车回家的路上）。

这份由碳水化合物主打的增肥食谱是许多人的常规饮食。我们并不是不知道那些大袋巧克力是供几个人分享的，也不是不知道蓝莓松饼不能一天吃 5 个，只是这些通常撒满了糖或盐的大块白色食品实在是很容易吞下去。哪怕它们让我们刚刚撑得要死，立刻又饿得要死。

史密特纳是芝加哥的一名新闻工作者。这位善解人意的中产阶级人士口齿伶俐、善于自嘲，他有两个十几岁的孩子，婚姻幸福，前程似锦。但是在那些卡路里超标的日子里，他诸事缠身。他的工作压力很大，还要担心生病的妻子。富含碳水化合物的方便快餐对他来说是一种抚慰。

事实上它们并不是，因为他在那段时期脾气很糟糕，特别反常。"我称自己为'愤怒的鲍勃'，"他回忆道，"我经常很急躁、容易气馁。很小的事情就能让我对别人发火。我时时刻刻都能感觉到一种压力，而且它还在与日俱增。"他睡眠很差，觉得自己精神状态不佳。这两种症状都是血糖问题引发的，但人们没有把它们联系起来，"我在工作上频频犯错，感觉思维很不清晰"。

史密特纳 40 多岁，体重超过了 127 千克——他并不清楚具体是多少，因为自从超过这个数字后，他就拒绝上秤了。他知道自己不会喜欢自己在镜子里的样子。在这之后没多久，他就被诊断出了 II 型糖尿病。

"诊断结果出来的那个瞬间真的是太恐怖了，"史密特纳回想着，现在他将其形容为醍醐灌顶的时刻，"我想活着看我女儿结婚，我想享受儿孙满堂的感觉。可我知道我正在慢慢走向早逝的结局。"

"改变饮食和习惯真的不是件容易的事,"他说,"你会觉得'我做不到啊'。如果你觉得一件事太难,那你就很难开始。这座山太高了。"

那他是怎么做到的?"一点一点来。一直朝那个方向走,别去想这工程有多大。不过让我开始迈步的是我的恐惧,这份恐惧是一种力量。"

他做的第一件事就是摆脱了不健康的碳水化合物,而后开始食用更多的蔬菜。他的卡路里摄入量直线下降。"我越努力前进,就越对不良食品失去兴趣。"他减掉了 41 千克。

这个男人本来是当地麦当劳汽车餐厅的常客,但他现在开始步行了。"我现在要去走路了。哪怕世界大战爆发了我也要去走路,因为我知道这是我需要做的。"他的下一个目标是参加马拉松赛跑。

"我非常相信习惯的力量,"史密特纳说,"一旦你一遍又一遍地做某件事,它就会形成一个自动循环,你也不用再去思考它。"他每天都定时吃饭,定时散步,他每天都吃同样的东西。

他回顾过往,认为人们与自己的身体失联了。"我们在电话网络中生存,或是过着一种虚拟的生活。我们不去思考生活的自然物质层面。我们不明白自己的身体是怎么运作的。大多数人不了解自己胰腺的功能,也不知道胰岛素是什么。"现在他能获知自己的血糖何时会失衡:"如果我不运动,我就能立刻感觉出来。我的情绪会放大——兴奋、生气或焦虑。"

要喜欢上史密特纳是件很容易的事。这个喜欢思考的家伙正在平和但坚决地通过饮食和走路的方式重返健康。他用汽车做了一个生动的比喻，它也是美国人痴迷的一个事物。"二十几岁时，我有一辆车，而且我知道怎么修理它。现在我和它完全没有联系了，我们只是在车坏掉时换一辆新的。我们指望自己的身体也能去旧换新，但这是不可能的。"

他的医生一直支持他的饮食计划，2015 年，医生停止了他的糖尿病药物治疗。他的孩子们也不再叫他"疯爸爸"了。

血糖——有毒的定时炸弹

像鲍勃一样，变得肥胖能引发 II 型糖尿病，但这并不是不可避免的。你可以超重，但是没有糖尿病；又或者患了糖尿病，但是没有超重。事实上，一个瘦巴巴的 II 型糖尿病患者比一个患糖尿病的胖子处境要危险得多。我们会发现，真正的问题并不是你身上有多少脂肪，而是这些脂肪都储存在哪里。如果你的脂肪堆积在错误的地方，那就会导致高血糖，甚至引发所有潜在的并发症，其中包括失去某部分肢体。

当我还是个医学生时，常常在手术中当助手。我说"助手"的意思就是全程拿着牵开器，被主刀医生的玩笑逗得大笑。在手术室里，我见过足够多的喜剧和悲剧。但我参加过的最可悲也最可怕的手术是一次截肢手术。

患者的名字是理查德，他才 50 岁出头。手术前，我去找他拿病历。我发现他躺在病床上，两只脚伸出了床外。"我想尽可能久地感受它们。"这位成功的律师很害怕，但他尽力不表现出来。他是一个爱家的丈夫，一位自豪的父亲。几年前，他发现自己越来越容易累，还变得嗜睡。他去看医生，做了体检，发现自己患了 II 型糖尿病。

理查德开始吃药，但很快他的病情就发展到需要注射胰岛素了。他没有得到饮食方面的建议，只被告诫说要吃低脂食物，还要吃很多土豆和意大利面。他越来越重。

之后的某一天，他的脚撞到了一把椅子上。撞到的那一侧起了一点水泡，而后它们变大了，再接着它们感染了。之后他每况愈下。"这一切发生得太快了，"我记得他当时这样讲，"我根本不知道事情会这么快就变得这么糟糕。"

他的主治大夫试图用自体植皮手术治好他脚上那一片坑坑洼洼的溃疡，但手术失败了。理查德被告知，他必须截掉他的脚。

他告诉我，他听到这个消息时整个人都呆住了、吓坏了，不知道要说什么。他回到家里，告诉了妻子。她崩溃得哭了起来。

这是我第一次和理查德见面，一天后，我进了手术室，看着医生截掉了他的脚。后来它被拿出去扔掉了。他在医院里住了几个月，而我再也没有见过他。

升高的血糖会对人的身体产生哪些影响

血管

理查德的问题在于，他血液中过高的糖分黏在了血管壁的蛋白质上，让它们变得愈加僵硬、渐失弹性。随着时间的推移，这种状况会导致血管内瘢痕组织——血小板的堆积，同时还会损坏他的神经，使他在撞到腿时不觉得疼痛。

如果你能看到理查德的眼底，或是看到为他的心脏提供血液的动脉，你将看到更进一步的损害。糖尿病是造成失明的主要原因之一，并且能翻倍增加患心脏病或中风的风险。它还是患阳痿的根本原因之一。

这些损害开始时，你的血糖水平未必已经升高到糖尿病的范围。在澳大利亚的一次大型研究[8]中，人们多年跟踪调查一万多位男性与女性。他们发现，尽管患上糖尿病死亡的概率会翻倍，但血糖仅仅升高至"空腹血糖异常"的范围就能将早逝的风险提高60%以上。

大脑

在生命的最后阶段，我父亲已经变得有点糊涂了。他发现自己越来越难记住名字，并且经常忘记我们几个小时前的对话。他开始相信自己很有钱（事实上并不是），并开始给在酒吧和饭店里遇到的那些讲述自己厄运的陌生人捐钱。我怀疑他表现出的是阿尔茨海默病的早期症状，它们很可能和他的糖尿病有关。

我们多年前就已知道糖尿病会增加患阿尔茨海默病的风险（因为血糖供应出问题），但直到最近我们才发现这种风险有多大。在日本最近的一项研究[9]中，人们在15年间跟踪调查了1000多名男女，发现糖尿病会使患阿尔茨海默病的风险增加一倍。

苏珊娜·德·拉·蒙特博士是布朗大学的神经病理学家，她认为糖尿病未必会导致阿尔茨海默病，但它确实是一个重要的致病因素。

"没有患糖尿病的人也有可能患阿尔茨海默病，反之亦然，"她说，"但我认为 II 型糖尿病会疯狂地提高阿尔茨海默病的发生率。"

容貌

最后一点，但绝不是影响最小的一点：血糖升高会让你看起来更老，因为皮肤中的胶原分子和弹性分子会遭到攻击，从而使你的脸看上去松弛下垂、满布皱纹。

荷兰莱顿大学的研究者们曾做过一次惊人的演示[10]，他们测量了 600 多位志愿者的血糖，接着邀请一群独立评估者猜测志愿者的年龄。

低血糖的人被猜测的年龄远远小于他们的真实年纪，而有皱纹的高血糖组则完全相反。研究者估计，每多出 1 毫摩尔 / 升的血糖，就会给你的"表象年龄"增加 5 个月。

糖尿病造成的身体成本

高血压：70% 的糖尿病患者需要治疗高血压。

胆固醇：65% 的糖尿病患者需要降低胆固醇。

心脏病：哪怕是全面接受药物治疗，糖尿病患者因心脏病住院、致残或死亡的风险依然是普通人的 2 倍。

中风：糖尿病患者中风的风险比普通人高 1.5 倍。

失明和眼疾：在发达国家，糖尿病是可预防性失明的第一致病因素。

阳痿：糖尿病也是阳痿的第一致病因素。

阿尔茨海默病：患糖尿病会使患阿尔茨海默病的风险翻倍。

肾病：在目前新增的一半病例中，糖尿病是肾衰竭的主因。大多数在进行透析治疗的患者都是糖尿病患者。

截肢：每年在英国因糖尿病被截肢的病患超过 7000 人，在美国超过 73000 人。

第二章 逆转糖尿病：你可以解决这个问题

如果你患有 II 型糖尿病或前驱糖尿病，你能逆转它吗？你有可能治愈自己吗？

对于这个问题，罗伊·泰勒将真心地回答你："能。"他是纽卡斯尔大学的药物及代谢教授，另外他还在那里主持一个糖尿病研究团队。他身材修长，行动积极，并且有一种高冷的英式幽默感。

支持者们认为他的极低热量饮食完全扭转了他们的生活，但与此同时，他也是众矢之的。他第一次尝试出版自己的作品时，被对方拒绝了，编辑并不相信他的研究成果。

"人们觉得那不是真的，"泰勒教授说，"好的，你也许可以在一个反常的研究中得到这个结果，但它没什么意义。在你是一个医科学生时，在你整个的医疗职业生涯中，你所知道的都是 II 型糖尿病患者只会持续地每况愈下，并最终需要注射胰岛素。在各种医学出版物上，有足够多的文章坚称，当你被告知患有 II 型糖尿病时，你该做的第一件事就是接受这个事实。然后我冒出来，对他们说事情未必如此。"

在最近的某次讲座后，他最突出的反对者之一走到他身边，说："我错了，你是对的。"如果泰勒教授是那种外放型的人，他可能会握拳庆祝胜利。

泰勒教授的研究成果受到如此大的阻力，这一状况本身就令人震惊，因为多年前就已经有明显的证据证明，II型糖尿病可以通过急剧减重实现逆转——减重手术的效果最为惊人。

20世纪80年代，泰勒教授在造访北卡罗来纳州的格林维尔城时，无意中发现了减重手术和糖尿病之间的联系。这座城市人口的肥胖比率非常高，泰勒教授说，街上的人常常盯着他看。"我想他们很少看到这么瘦的人。"

格林维尔的沃尔特·波里斯医生也做这一类手术，他不仅为肥胖患者动手术，还长期随访研究，调查患者术后的情况。

有一项研究追踪调查608位严重肥胖患者长达14年之久。这项研究的标题有点长，名为《谁能想到？事实证明一项手术可最有效地治疗成人糖尿病患者》[11]。并非每位患者的病情都能得到改善，但大多数患者的减重成效都相当可观。手术后第一年年末，患者平均减去1/3的体重（45千克），而且他们的减重效果一直保持至该项研究结束，即14年后。伴随着体重的降低，患者的血压也显著降低，他们的睡眠质量改善了，因心脏病致死的风险也大幅度下降。

无论如何，最引人注目的改变可能发生在那些有血糖问题的人身上：在该项研究的608名对象中，有161位II型糖尿病患者和150位糖耐量受损（前驱糖尿病）患者。

在这些患者中，大多数人的血糖水平都在手术后显著下降。《研究者观察报告》称："通常，糖尿病症会在数日内迅速消除，其幅度之大，可使糖尿病最严重的患者不再需要任何抗糖尿病药物。"

一位需要注射大剂量胰岛素的患者在手术后的一周内停止了注射，3个月后，她的血糖恢复到了正常水平。更令人惊叹的是，14年后，她和另外83%的前驱糖尿病患者一样，依然处于"正常状态"。

那些手术效果并不是很好的人，在手术前就已经患糖尿病多年。

而患有前驱糖尿病的人，也就是血糖很高但未进入危险范畴的患者，他们的手术效果是最好的。其中99%的人血糖水平都恢复了正常，并始终保持。

必须声明的是，手术并非一个简便的选项。尽管其死亡率很低，有时候患者还是会因感染或伤口出现问题而重新住院。手术也有可能会导致进食后的"倾倒综合征"，它听上去就令人不快。你的心率会变得飞快，你的胃翻江倒海，腹泻如影随形。

研究者们注意到，手术会使胃肠激素水平发生改变，这些激素掌控着你的食欲。因此他们认为，血糖水平的显著改善肯定和手术改变激素的方式相关。

然而泰勒教授对此并不认同。"我对胃肠激素有所了解，它们非常重要，但是它们对代谢变化的影响很小。我立刻就知道他们的结论肯定错了。但它变成了一种既定的信仰，整个科学界都相信：胃肠激素的改变可以解释术后血糖为何能恢复正常。"

他认为应该有一个完全不同的解释，它将可以说明为什么许多超重的人没有患糖尿病，而许多瘦子却患有糖尿病。

出乎你意料的最糟糕的脂肪堆积处

胰岛素决定脂肪的存在，但决定脂肪去处的是一种酶，它名叫脂蛋白脂肪酶（LPL）。

我们并不会全身都变胖（前额是不会有脂肪的），脂肪会被安置在某些特定的地方。而这些脂肪是囤积在你的腰上、大腿上、臀部还是胯部，在很大程度上取决于 LPL。这种酶一旦被激活，就会在胰岛素的协助下从你的血液中吸取脂肪，并将它们粘进储存区中。

男人腹部的脂肪细胞中通常会有更多的 LPL，因此他们的腰部容易肥胖。而女人则是在臀部和胯部的脂肪细胞中有活跃的 LPL，也因此，她们的这些位置容易肥胖。

好消息是，LPL 也出现于肌肉中。如果你通过运动激活了肌肉中的 LPL，那么身体系统中多余的卡路里就更可能被倾泻在肌肉细胞里，以作为能量燃烧，而不是储存进脂肪细胞。

几年前，我正在制作一部名为《运动的真义》的纪录片。当时我参加了格拉斯哥大学的一项实验，以证明哪怕最少的运动量都能引发改变。

实验内容包括吃一顿丰富又油腻的早餐，有各种油炸食品，以及培根、鸡蛋和羊肉布丁。一个小时后，詹森·吉尔博士抽了我的一点血，把它放入一台精密的离心机，将红细胞和血浆分离开来。

完成这个步骤后,他给我看分离的结果——我的血浆上面浮着一层混沌的脂肪。它们就是我在早餐中吃下去的油脂,现在正在我的动脉中游荡。

接着他让我快步走一个小时,我遵从了。第二天早上,我们重复这个步骤:我吃一顿油腻腻的早餐,之后被抽血,血液被离心分离。

然而这一次,血浆上面的脂肪层薄了许多。昨日午后的步行打开了我腿部肌肉中的基因开关,激活了其中的 LPL 酶,于是这些酶从我的血液中吸取了大量脂肪。

令人遗憾的是,我们大多数人在餐后都不会进行一次积极的长距离步行,或者不如说,任何时候都不会。丰盛饭食中所含的热量更可能被血液中的胰岛素引导至脂肪细胞,其中一些成为皮下脂肪,聚集在你的臀部、大腿和胳膊上。它们相对而言是无害的,但其他部分会变成内脏脂肪,这些隐藏脂肪包裹着你的心脏、肝脏和肠道。这些脂肪藏在身体内部,而不是在体表可以看到的地方,因此你可能显得相对苗条。

在业内,这样的人被称为 TOFI——外瘦内胖者。

我曾经也是其中一员。

内脏或内在脂肪尤其危险,因为它们会侵犯你的器官,如肝脏和胰腺。

脂肪过多的肝和胰腺——问题核心所在

我们不觉得肝脏也是会"胖的",但肝脏实际上是脂肪最先堆积的位置之一。它就像你的银行活期账户:一个储存闲钱的快捷方式。但就如泰勒教授所说的,这个账户"利率高得可怕",因为它会导致各种问题——不仅是血糖异常,还包括非酒精性脂肪肝(NAFLD)。30%的欧美人都有NAFLD,它会导致肝硬化和肝功能衰竭,是西方世界肝疾病最常见的病因。

泰勒教授的研究表明,造成一切麻烦的原因就是肝脏和胰腺内的脂肪堆积。这两个器官负责控制胰岛素和血糖水平,当它们被脂肪堵塞时,其彼此间的通信就中断了。最终机体将不再产生胰岛素,而你就会患上II型糖尿病。

另外,泰勒教授坚持认为我们有自己的"个人脂肪阈值(PFT)",这一临界点在一定程度上取决于基因。你的临界点决定你的脂肪在开始涌入肝脏和胰腺,并导致II型糖尿病之前能累积到什么程度。[12]

在某些人身上,PFT似乎特别高,而另一些人的阈值则低得惊人。

好消息是,无论你的PFT阈值是多少,只要你耗尽肝脏和胰腺中的脂肪(本书的节食方法将在这一点上协助你),你就能逆转糖尿病,使血糖恢复正常水平。坏消息是,如果不清理这些脂肪,它们不仅会导致糖尿病的并发症,还可能对肝脏造成永久性的损伤。

"人们会跟我说:'洛娜,你没什么要担心的。你这么瘦。'"

当验血结果表明洛娜·诺曼有血糖问题时,她的医生非常震惊。"你会和我一样难以置信。"

洛娜是素食主义者,而且一向吃得很健康。她每天训练自己的狗,并且经常游泳。在此之前,她从未出现过健康危机。她最初是因为过度疲倦才去看医生的,但除此之外,她没有其他症状。

医生让她去找护士,后者让她不用担心,只要像平常一样生活就可以。"后来回头一想,"洛娜说,"那是我最不应该做的事。"(常见错误第一名)

"人们会跟我说:'洛娜,你没什么要担心的。你这么瘦。你看起来很好。'"(常见错误第二名)

她继续食用大量碳水化合物——意大利面、面包、烤土豆。(常见错误第三名)"现在我知道吃这些根本就是错的,但是当时专家们建议我这么吃。"有好几年,她的血糖水平都在边界线上徘徊。

但是接下来,她的血糖开始慢慢爬升,就如同墙面上的一道湿迹。她在秤上称出的体重是 60 千克,相对于她的身高 1.62 米来说并没有超重。但关键是,她多出的重量似乎渐渐集中在了她的腰腹部。

下一次就诊时,她的血糖再次升高了。这是她一直以来最怕听到的消息,她患上了糖尿病,医生告诉她,她需要立刻进行药物治疗。(常见错误第四名)

泰勒医生的研究认为极低热量饮食能使血糖降到正常水平，洛娜将这个研究告诉了她的医生，而后者对此表示怀疑。"他对我说：'你没有超重，你的身体质量指数（BMI，是用体重千克数除以身高米数的平方得出的数字，是目前国际上常用的衡量人体胖瘦程度以及是否健康的一个标准）也很正常。你真的不该吃这一类的饮食。'他觉得那是胡扯。"（常见错误第五名）

她决定勇往直前。"我只是觉得，有任何方法能让我不用吃药，我都会试一试，"她顿了顿，"我女儿可能会说我是个控制狂。"

她用了 4 周时间将 BMI 降到了 $19kg/m^2$。她精确计算，确保自己摄入了足够多正确的营养。她每天喝 3 升水。但事情并非一帆风顺。她的行动卓有成效，然而她的血糖水平有时又会往上升。"这个方法可能对某些人无效，我想我一定是其中之一。"（常见错误第六名）

她坚持到底，并不再那么频繁地进行体检，这让她不再那么焦虑。她还练习瑜伽和冥想，"我开了洗衣机，在旁边冥想，直到它响起蜂鸣声"。她的压力水平下降了，由此也降低了皮质醇的水平，这种激素会迷惑性地影响血糖。

令人惊叹的是，在完成这一切的同时，她仍在为家里的另外 3 个成年人准备饮食。她甚至一直在掌厨。"我会给他们做好饭，然后坐下来吃我自己的那一点点东西。"

她最轻时减到了 54 千克。"很多人都说我看上去瘦得要命，但老实说，我不在乎。人们更倾向于关心你的外貌看起来怎么样，而不是祝贺你不用再面对一种致命的疾病。这真的非常古怪。"

2个月后，她摆脱了糖尿病，其决定因素可能是她的腰围减少了 10 厘米。

只靠吃药会怎么样

我们都知道，减重并保持其效果需要大量的努力。因此，如果医生对你说"对，你有 II 型糖尿病，但是吃药就能轻易对付它"，那么你很可能就会选择这条捷径。

但是糖尿病并没有那么简单。哪怕你接受药物治疗，这种病也会使你的寿命减短 10 年。

而且它要花一大笔钱，无论是你自己出钱，还是哪位包揽了你的医疗费用。要花钱的不只是药物，还有并发症的治疗费和你的误工费用。II 型糖尿病的诊断书还会使你更难加入人寿保险和健康保险，并且要花更多钱。甚至旅行保险都要追加费用，因为其风险增大了。

在英国，国家每年至少要为 II 型糖尿病花费 200 亿英镑。美国则差不多要花 2450 亿美元。

目前市场上最畅销的抗糖尿病药物是二甲双胍，其每年的销售额接近 20 亿美元。它已经出现很久了，有如此多的患者在使用它，你可能会觉得它一定非常有效。然而最近的一篇研究论文[13]发表了 13 个随机对照实验的观察结果，这些实验涵盖了 13000 多名患者，却找不到多少令人信服的证据，以证明服用这种药物能降低心脏病发生率或腿部截肢率，又或是能延长预期寿命。

二甲双胍能在最低限度上协助减轻体重（可能是通过反胃之类的常见副作用），但这通常只是迈向更强效、更昂贵的抗糖尿病药物的第一步。另外，这些包括胰岛素在内的药物大多会使患者更加饥饿，从而使他们变得更胖。就如一位专家告诉我的："我们越强制性地治疗，患者就变得越胖。"

在某些方面，糖尿病的现状让我想起自己制作的第一部电视纪录片，那是 20 世纪 90 年代的事了。它名为《溃疡战争》，内容关系到一位名叫巴里·马歇尔的年轻澳大利亚医生。

在那个时候，胃溃疡是一种十分常见且痛苦的疾病，每个人都知道它是由胃酸过多引起的。

很多人都认为胃酸过多是压力过大及生活方式不健康导致的。你把自己弄成胃溃疡，是因为你过得很糟糕。

幸运的是，伟大的制药公司研发出了对症的药物，它们通过减少胃酸来减缓你的症状。但是，由于这种病是不治之症，你就只能在余生不停地服用昂贵的药物，否则溃疡会卷土重来。

然而马歇尔医生并不认可这种解释，他坚信胃溃疡实际上是由一种从前未知的细菌引起的，它名为幽门螺杆菌（Helicobacter pylori）。他和同事罗宾·沃伦一起在患者摘除的胃中发现了它，这些可怜的患者因溃疡暴发不得不切除自己的胃。

他们试图用幽门螺杆菌感染实验动物，但是失败了，最终马歇尔决定以身犯险。他没有告诉自己的妻子，他坦率地对我说，因为"她会试图阻止我"。

在一切开始前，他说服一位同事将内窥镜胃管推入他的喉咙，好好观察了他的胃。它完全正常。

接着他让一位技术员培养了一大烧杯的细菌（它们来自一位感染患者的胃），一口气把它们全喝了下去。那种东西你大概一口都不想尝。

数天后，马歇尔生病了，开始呕吐。他激动得不能自已。

他再次用胃镜观察，这一次医生看到了发炎的斑点，并从马歇尔的胃中取样。在观察显微镜下的切片时，他们看到了组织中群集的细菌。

马歇尔的妻子当即坚决要求他停止实验，因此他服用了抗生菌混合剂，以及一种叫作佩托比斯摩的药物，后者对细菌有微毒。数天后，他的症状得到了缓解。

就在我制作关于巴里·马歇尔的纪录片时，他和其他人一起治疗了许多患者。另外，他的医疗成果表明，服用抗生素不仅能治愈大多数胃溃疡，还能降低其发展成胃癌的概率。

但是少有医生愿意听取这些意见。对于我的纪录片，医疗界仅有的回应是在《英国医学期刊》上发表了评论，称其为"片面且偏激的"，通俗点说就是"垃圾"。

然而之后的数年间，对这种疗法的佐证已势不可当，患者的需求如此强烈，乃至抗生素三联疗法被广泛应用。2005 年，巴里·马歇尔和罗宾·沃伦获得了诺贝尔生理学或医学奖。

和胃溃疡一样，你当然可以用药物来控制糖尿病，但是治本是不是比治标要好得多呢？如果你得了传染病，你是不是更愿意在它发展得更严重前彻底摆脱它，而不是仅仅压制它的症状？

> "医生们会争辩说，他们太忙了，哪里有空监督你减肥。但是从长远来看，如果他们抽空做了这事，那真的能为他们节省非常非常多的时间。"

科林·贝蒂花了 4 个月时间说服他的医生。幸运的是，他是位政治家——苏格兰国会成员，因此他知道要怎么和人辩论。他据理力争，不厌其烦。

63 岁的科林在 4 年前被诊断出 II 型糖尿病，从一开始，他就几乎完全接受了这个诊断。医生让他早上吃 1 片二甲双胍，晚上再吃 1 片。2 年后，药片剂量就必须翻倍了，因为他的血糖水平仍然在攀升，于是他必须每天服用 4 片药。接着，他被告知要开始使用他汀类药物。到 2013 年年末，当他再次造访诊所时，医生说他的血压太高了，给他开了另一种药，它是用来为他的肾脏增添供血量的。

就在此时，科林开始认真琢磨这些越堆越多的药片。"我开始想——等一下，我的生活就要一直这样下去？吃越来越多的药？"

科林着手做了一些调查。他发现了泰勒教授关于极低热量饮食的研究工作，及其逆转 II 型糖尿病的潜力。他的医生对此并不乐观。科林说："他显然是在担心会有一大堆人涌进他的诊疗室，要求他就这种饮食提供帮助，而诊疗室将无法应对这种情况。"

到那时为止，科林所接受的一直是常规的饮食建议，即食用更多的水果蔬菜，避开油腻的食物。"它看上去像是正常的、善意的告诫，是为了让你吃得更健康。"但是科林在极大程度上十分有预见性地无视了这种建议。（哦，你也会这么做的，不是吗？因为你的医生似乎认为你应该持续服用那些药片，并且让你不要担心。）科林解释说："我倾向于随时随地吃我能吃的东西。鱼、薯片、牛肉派、两餐之间的各种点心……典型的苏格兰饮食。"

医生渐渐厌烦了与这位政治家对坐争论，后者反对他的意见，炫耀着大把的事实证据，并阐述为何一种速成食疗法能够见效。他极不情愿地赞成科林继续进行这种食疗，并同意监督其进程。这包括初始的验血，每周检查科林汇报体重和血压的邮件，并在科林应该恢复药物治疗时通知他。不过总的来说，科林并不像医生担心的那么难伺候。

科林把这种饮食疗法当作药品使用，我认为这是他成功的关键。它可以被视为一个减重处方。由于科林的日常生活充满压力和变数，他决定使用减肥食品而不是真正的食物。每次进餐 200 卡路里，所以正常的一天包括早餐一小碗粥、午饭一碗汤、晚饭一根能量棒外加一盘蒸蔬菜，这些加起来一共 800 卡路里。

"我做了两件我觉得有用的事，"他现在说，"我确保每个人都知道我要执行这个计划，其中包括新闻界，这有助于我始终保持紧迫感。另外，我坚定不移地禁止自己中断它，我知道如果中断一次，那下一次就会更容易，然后还会再有下一次。我毫不动摇地坚持它，直到最后一天。"（他说这话的时候已在出门前吃了一块牛肉派。这事我们就不要多提了，不过这说明他只是个普通人。）

在2个月后他减掉了20千克，他的腰围收缩了15厘米，最后他从药物治疗中解放了。

忽略掉偶尔的牛肉派，科林努力甩掉了多余的体重。一旦体重又悄悄往上升了0.5~1千克，他就重新调整食谱。他现在以宣扬低热量饮食为己任。令他吃惊的是，有那么多人告诉他他们也患有Ⅱ型糖尿病，而且他们所得到的协助少得可怜。"医生们会争辩说，他们太忙了，哪里有空监督你减肥。但是从长远来看，如果他们抽空做了这事，那真的能为他们节省非常非常多的时间。"

苏格兰有236000位Ⅱ型糖尿病患者，其中不包括那些不知道自己患了这种病的人。在去年刚被诊断出此病的患者中，有5个4岁以下的儿童。

纽卡斯尔的研究

泰勒教授很确定一点：如果他能让一位糖尿病患者减掉足够多的体重，那么后者胰腺和肝脏上的脂肪就能耗尽，其糖尿病就能得到逆转。但由于有太多其他医生对此表示怀疑，他知道自己必须整理出强有力的证据。

首先，他得测量出患者肝脏和胰腺脂肪水平的实际变化量。只靠抽血的针管是绝对行不通的。

基兰·霍林斯沃思是系里的一位物理学家，他早已在使用核磁共振仪来测量肝脏脂肪。泰勒教授问他："你能测量一下胰腺吗？"基兰顿了顿，抬头盯着天花板好一阵子后，回答说："可以。"

接下来，他需要资金做一个实验。"非常幸运的是，"他说，"我得到了英国糖尿病协会的资助。他们认为这个实验绝对不可能成功，但其中某位人士觉得它听上去很有趣，便设法说服了委员会的其他人。钱不多，但足够做一次一年期的小研究。"

资金到位时，他们招募了 14 位患者。[14] 其中 3 位出于各种各样的原因很早就退出了，最后剩下 11 位患者在坚持。

这 11 人的正常药物被取消，取而代之的是严格的 800 卡路里 / 日的饮食方式，它包括流质食物和无淀粉蔬菜。

第一周，他们平均减掉了 3.9 千克，大多数人都发现坚持这个节食计划竟然很容易。泰勒教授对我说："饥饿感似乎在 48 小时内就消失了，这让我非常惊讶。"

当堵塞肝脏的脂肪烟消云散时，他们的症状开始得到改善。"肝脏似乎在 7 天后就恢复良好，并且一天比一天好。胰腺的反应比较慢，7 天后好了一点点，然后在接下来的 8 周多时间里状况渐渐改善——这真的是一件神奇的事。"

志愿者坚持执行 800 卡路里 / 日的节食食谱，在仅仅 8 周的时间里平均减掉了 15 千克的体重——这段时间非常短。他们的腰围也小了十几厘米。到最后，他们的血糖全都下降到糖尿病的阈值之外。

这个结果让泰勒教授目瞪口呆。"这太令人振奋了，实验结果的确定性远远超出我的期待。"

深入研究

艾伦是实验对象之一，他 56 岁，已婚，有 4 个孩子。他被诊断出糖尿病时有 97 千克，医生对他说的话基本上相当于：请你直面人生。当听说泰勒教授正在寻找志愿者时，他毫不犹豫地抓住了机会。他的医生对此并不乐观，说："失败了也不要沮丧。"

但艾伦没有失败。"我从不觉得我要失败了或是想要放弃。我觉得自己像个冲锋者，而我在做的事非常重要。"

8 周后，艾伦减掉了 13 千克，这几乎是他初始体重的 14%。3 年后，他的体重几乎一直没有反弹，血糖值也一直保持在健康范围内。

"我不是圣人，我还是会吃外卖食品、奶酪，喝葡萄酒和啤酒。我有一件特别的黑衬衫，它的作用就好像保鲜膜。我常常穿它，好看看它是不是还合身。只要它合身，我就没问题。"

艾伦和其他志愿者一样，在实验前都是刚诊断出糖尿病不久。那么，这个方法对患病时间更久的人有没有用呢？

后续的研究成果在 2015 年出版，[15] 泰勒教授的团队让 29 名 II 型糖尿病患者实验了这个节食计划。其中一些人已患糖尿病超过 8 年，另一些人也患病许久，不过未超过 4 年。

他们又一次发现，人们很容易就能坚持执行它，而且实验结果甚佳。在这次实验中，短期组 87% 的人员和长期组 50% 的人员都在不服用药物的前提下，使自己的空腹血糖值恢复到了正常水平。

那么，如果缺乏合适的临床条件，泰勒教授是否担心人们使用该节食方法的效果？

"完全不，"他回答道，"不过我有两个明确的前提条件，每一个都和药物有关。如果你在服用抗高血压的药物，那么在开始这个节食计划之前，你应该和医生商讨一下是要减少药量还是完全停药。你的血压会直线下降，如果继续服药，它会降得过低。相同的是某些'格'字开头的降血糖药物，如格列本脲和格列齐特，你可能必须停用这些药物，因为它们会让血糖降得非常低。"

有些人担心 2 个月的低热量饮食会有潜在的危险，泰勒教授对此有什么意见呢？

"一直以来，关于节食的焦虑都太过夸张了。这部分是因为美国长期盛行的 400 卡路里劣质食谱。但我对 8 周均衡的每日 800 卡路里摄入完全没有一点担心。只不过，从理想层面上，人们应该和医生或糖尿病治疗团队商讨计划，以获得个性化的医疗建议。"

实行这个饮食计划时，食用天然食物而不是营养奶昔，他对此有何看法？

"我觉得这样更好。当这个节食方法最初向公众公开时，77 个人独立完成了这个饮食计划，其中一半人吃的是天然食物。他们的减重效果和我们在研究受控状态下的减重效果是一样的。食用天然食物是完全可以的。"

泰勒教授的团队表明，积极的人完全可能逆转 II 型糖尿病。现在关键是要大规模测试这个理念，以查明它最适合的人群，以及其长期效果，后者至关重要。

目前，他和同事们正参与一项更大型的研究，同事中包括格拉斯哥大学的人类营养学教授麦克·利恩。志愿参加 DIRECT（糖尿病缓解临床试验）的患者被随机分配，一组患者接受的是 II 型糖尿病目前所能获得的最佳护理，另一组则实行 800 卡路里 / 日饮食计划。实验将持续进行 5 年，执行者将囊括英国全境 30 多名医生。

与此同时，有许多人也采取了个人行动。

"我已经为死亡做好了准备，但是突然间有人告诉我这种病有治愈的方法！"

卡洛斯·塞万提斯本来是会死的。他对此毫无疑义。这位 55 岁的美国人完全是无意中发现了泰勒教授的研究，而实际上在此之前，他已经断定自己的人生走到了终点。"我认定了在这个夏天死去挺美的，"他对我说，"这个想法并不是出于绝望，而是对当时状况的一个实事求是的评估。"

卡洛斯当时面对的境况是：他的体重达到了最高的 138 千克，腰围有 140 厘米，脚趾开始变黑，耳朵被真菌感染，而医生警告他说失控的足部溃疡意味着他需要截肢。他的房子隐匿在华盛顿州圣海伦斯火山的山坡上，床的旁边竖着他的拐杖。胰岛素注射对他已经没用了。在测他的血糖时，机器已经无法读数。他测了一遍又一遍，但事实证明他的血糖值已经高得超标了。

这位说话轻声细语的男士之所以被绝望笼罩，有各种各样的原因：

1. 他的医生放弃了他。"这让人非常伤心，"他回忆道，"我没有得到任何帮助，也不知道自己到底怎么了。我就是病得一塌糊涂。"他把二甲双胍叫作"催胖剂"，因为这种药物对他产生的副作用让他变得更重。卡洛斯富有黑色幽默感。

2. 他的 II 型糖尿病症状非常严重。当真菌开始以血液中的糖分为食时，我们要面对的就不是所谓的临界症状了。他所咨询的每位医学专家都说，II 型糖尿病是逐渐恶化的，而卡洛斯似乎已经处于病症晚期。

3. 过去他尝试过许多食谱，没有一种是有用的。卡洛斯的母亲在他 5 岁时因癌症逝世了，他用食物来弥合情感的创伤。他 9 岁时已经胖得可怜，开始初步尝试以阿特金斯健康饮食法减重。"它对我没用，"他现在可以对此大笑出声了，"基本上它们都没用。我减掉一些体重，然后又全部反弹回来。"他无法抵御巧克力布朗尼蛋糕，当然还有其他一些食物。

4. 他背负着巨大的压力。痛失亲人令他万念俱灰，信贷危机又摧毁了一份极有前途的房地产事业，财务危机困扰着他。

接着，某一天，卡洛斯在《半岛新闻》上听说了纽卡斯尔饮食法。这完全是碰巧，它只是一条占时两分钟的新闻。"我已经为死亡做好了准备，但是突然间有人告诉我这种病有治愈的方法！"那是什么样的感觉？

"我不敢相信我听到的话。"卡洛斯开始自己在网上进行调查，他发现了泰勒教授的一个邮箱地址。他说："我知道医生会跟我说它没有用。我决定自己采取行动。"

卡洛斯无法忍受被频繁推荐的营养奶昔，所以他选择了天然食物——只不过它们和他过去吃的东西不同，而且要少很多。蔬菜、水果、瘦鸡肉、沙拉……每一种食材每天都被精确称重，如果他要吃奶酪，就得按量切出一小片。到了第10天，他的血糖值首次降低了。64天后，他减掉了30千克——相当于一条成年爱尔兰塞特犬的体重。当他达到自己期望的78千克时，他的糖尿病症状消失了。"它的治愈效果超出了我的期待，"他说，"我甚至觉得它超出了人类的能力范畴。"

从那以后，他改变了自己的饮食方式——偶尔也会犯规。

他估计自己的食物中有95%是健康的，有5%是垃圾。"餐盘中央是一堆蒸熟的新鲜蔬菜，周围是一圈健康谷物，边上有一片鱼肉或鸡肉。"他偶尔仍然会吃巧克力蛋糕、冰激凌或墨西哥玉米片，不过他说它们不再像过去那样影响他了。"还是糖尿病患者时，这些东西我都不能吃。健康食谱清理了我的肝脏和胰腺。变胖对我来说已经不再是那么容易的事了，我可以迅速瘦成一道闪电，就好像我的新陈代谢又恢复到了年轻人的水平。"

他现在的裤腰尺寸是80厘米。"我喜欢现在镜子里的自己，"他说，"不过有时真的很难认出那是我自己，在成年后的整个人生中，我一直都胖得很病态。"

他现在是附近一个互助小组中的糖尿病志愿伙伴，这个小组为饮食不良的人服务。在我们开始交谈时，他的第一句话就是："我会'无所不用其极'地为任何一位糖尿病患者带来希望和痊愈的曙光。"无须怀疑，他是认真的。

第三章 未知的风险：高危害就在你身边

体重和血糖问题之间存在着紧密的联系，但这种联系并非必然。它还取决于你的年龄、性别和种族。

假设你是欧洲人，那么当你的 BMI 超过 $30kg/m^2$ 时，你患上 II 型糖尿病的风险会比 BMI 低于 $25kg/m^2$ 时高出两倍多。

由于男性更容易在腹部积聚脂肪，所以他们更可能在较低的 BMI 水平就患上 II 型糖尿病。

如果你是南亚人、加勒比人、非洲黑人或东亚人，你患病的风险就更大。你会在较低的 BMI 水平上患糖尿病，会在岁数更小的时候患糖尿病，并且从前驱糖尿病发展至糖尿病的速度也比别人快两倍。

也因此，在越南这样渐渐接受西方生活方式的国家中，人们现在因糖尿病并发症被截肢的频率已经高过了越南战争期间被截肢的频率。

曾经主要发生在年长者身上的情况正越来越向年轻人偏移。如果你在三四十岁时就得了这种病，情况将比年老后得病严重得多。就像某位专家和我说的："一个45岁就患糖尿病的人很可能在短短13年后就暴发第一次重度并发症。人们谈论病情时只会说到预期寿命的缩短。实际上，如果你45岁，又知道自己可能必须早早停止工作，也无法再养家，那真的是一件非常可怕的事。"

你有患上Ⅱ型糖尿病的危险吗？

1. 你的父母、兄弟姐妹中有人患有糖尿病吗？ 1分

2. 你是否因高血压而接受治疗？ 1分

3. 你的血统是否属于非白人种族？ 1分

4. 你的年龄在50~59岁吗？ 1分

5. 你超过60岁了吗？ 2分

6. 你的腰围是否在90~110厘米？ 1分

7. 你的腰围是否超过了110厘米？

    （并非指裤子尺寸，而是沿肚脐水平的腰围） 2分

8. 你的BMI是否在0~25kg/m^2？ 1分

9. 你的BMI是否在31~35kg/m^2？ 2分

10. 你的BMI是否超过35kg/m^2？ 3分

总分相加

小于3分：在接下来的10年中，你患Ⅱ型糖尿病的风险都很小。

3~5 分：你有一定的风险患上糖尿病，随着年龄增长，这种风险会越来越大。请检测你的血糖水平，并考虑改变生活方式，以减少这种风险。

大于 5 分：你很容易患糖尿病。请一定要检测血糖含量，并力求改变生活方式，如大幅度减重并增加运动量。

"我的人生得到了一次新的机会。"

凯西开始治疗糖尿病时才 24 岁，并且当时怀孕了。她的病情发展成了所谓的"妊娠期糖尿病"，这时候她怀着自己的女儿格雷丝。

妊娠期糖尿病很常见，大约有 18% 的孕妇有这种病。没人知道原因是什么，不过有一种理论认为，妊娠期产生的激素会阻断胰岛素受体，使血糖水平升高。这种情况往往会在分娩之后消失。

凯西的血糖水平过高，以至于医生给她使用了胰岛素。她希望女儿出生后情况能够好转，但事与愿违。

许多人都对食物爱恨交加，和他们一样，凯西很清楚接下来会发生什么。"我走进了愧疚的恶性循环。我是一个怀着宝宝的糖尿病患者，我对此感到愧疚，我还对吃了什么感到愧疚。这两种愧疚互相激发，到最后，好像不管怎么努力都没有意义——于是我吃得更多了。"

她当时在接受护士培训，工作时她见到过 II 型糖尿病患者，也能看到这种疾病带来的所有并发症。

她被告知要停止食用脂肪类食品，因此她大量食用碳水化合物。早餐是煎饼、谷物、烤面包，午餐是三明治，晚餐多半是外卖。她会偷偷地吃东西，因为她常常觉得饿，这可能是她注射的胰岛素造成的。在之后的 4 年里，她胖了很多。

当凯西寄邮件给我时，她正在不顾一切地寻求改变，以至于在考虑要不要做减重手术。她尝试了所有流行的减肥食谱，然而一切都徒劳无功。

我想帮助她，可是她注射的胰岛素剂量太大了，贸然行动的后果难以预料。因此我把她的详细资料转给了我的妻子克莱尔，她是位全科医生，见过许多糖尿病患者。

克莱尔和凯西聊了聊，发现她有一位热心的糖尿病医生。这位医生还完全清楚如何调整凯西的胰岛素注射量，以避免"成瘾"（糖尿病治疗使血糖水平降低到危险的程度），这一点很重要。因此，克莱尔放心地同意凯西进行下一步行动。她解释了800 卡路里节食法的理念，讨论了凯西能吃以及不能吃的东西，她还定期发邮件或打电话支持凯西。

这个节食体系听上去非常艰苦，凯西不知道自己能否坚持到底。但是她有两个强劲的动力：一是格雷丝，她不希望自己的小女孩有一个病歪歪的妈妈；二是她已经降到了人生谷底。"我已经没有什么可失去的了。"她说。

让她惊讶的是，她没花多长时间就养成了新习惯。最初的几天很艰难，"我的胃好像在自己啃自己"，但是她迅速进入了一个有益的模式。大量蛋白质和蔬菜，没有精制碳水化合物。到了晚上，她吃的东西只相当于她丈夫晚餐的一小部分——一份炒菜或沙拉。

奇妙的是，饥饿感在仅仅一周以后就消失了。她有生以来第一次摆脱了对食物的痴迷，这让人喜出望外。

两周内，她就可以停止使用胰岛素和二甲双胍了。她不需要它们了，因为她的血糖已经恢复到正常水平，并且十分稳定。

她坚持了8周，减掉了20多千克。"我感觉棒极了。我不再满脑子想吃的了。我充满了能量，心情愉快。我真的认为我的人生得到了一次新的机会，第一次感觉到了自控力。"

后来，她发来一份邮件，告诉我们在停止药物治疗的几个月后，她又一次怀孕了。

"我患有多囊卵巢综合征。我和我的助产士谈过一次，她说有些研究表明，多囊卵巢综合征可能是血液中胰岛素含量过高导致的……她认为我之所以能怀上宝宝，是因为我摆脱了胰岛素注射。所以我对你们真是感激不尽，你们不仅让我摆脱了食物的困扰，让我重新掌握了自己的人生，还帮助我获得了一个小小的奇迹——我从前对此根本不抱希望。"

压力扮演的强大角色

凯西的例子清晰地阐明了食物和我们的感觉息息相关，如紧张、愤怒、恐惧和焦虑一类的情绪让我们忍不住把手伸向零食盒，而我们的血糖也因此陷于混乱。

为了写作本书，我和许多人交谈。丧亲、离婚、工作压力、裁员——我和越多人交谈，就越发认识到我们的情绪和血糖有着多么密切的联系。几乎每个人都可以将自己的健康问题追溯至情感剧变的源头。

一个多世纪前，现代精神病学创立者之一亨利·毛兹利注意到，血糖问题常常紧随着突如其来的创伤出现。他在报告中写道，一位士兵在发现自己的妻子出轨后，立刻就患上了 II 型糖尿病。[16] 在更近的时代，哈佛大学科学家沃尔特·坎农发现猫在害怕或紧张时血糖会上升，[17] "战逃反应"一词也是他首先提出的。

那么到底发生了什么？愤怒、沮丧、悲伤等消极或紧张的情绪会迫使体内的应激激素水平上升，如肾上腺素和皮质醇。这些激素参与我们的"战逃反应"，它们保证体内有足够的葡萄糖可用作能量，旨在帮助我们从危机中幸存下来。有一项针对非糖尿病患者蹦极爱好者的研究发现，蹦极所产生的压力会导致血糖水平显著升高。如果你不是糖尿病患者，那么你会喜欢这项运动，但如果你的血糖水平已失控，还是不要尝试为好。

应激激素使肌肉和组织更具胰岛素抗性，它们刺激肝脏向血液释放出更多的糖分，阻止胰腺分泌胰岛素，并阻碍胰岛素将糖分存入细胞的功能。

这整个环节都会促使你产生沮丧、难过和愤怒的情绪，为了让自己快乐起来，你会吃得更多。

"我们所熟悉的父亲消失在了忧愁、窘迫、自卑与痛苦的迷雾中。"

安东尼和兰·惠廷顿很晚才意识到，他们的父亲杰夫已经因糖尿病陷入了抑郁，幸而一切还算来得及。杰夫 50 岁时被确诊为糖尿病。"他表现得像得了另一种普通疾病，"安东尼回忆道，"我们也当作这样。"他们知道，他因胆固醇和血压过高在接受治疗，"但是糖尿病被轻描淡写地忽略了，他根本没有宣布此事。看上去，他只是吃的药片越来越多了。"

杰夫的医生本来可以力劝他改变现状，但医生没有这么做。他没把它当回事。他对杰夫说，这病是可以控制的，杰夫可以就这么生活下去。

忙碌的医生们发展出了一种称为"习得性无助"的模式，他们知道患者很少听取或遵循标准的饮食建议，于是他们就这么爱莫能助地看着患者渐渐地变胖，慢慢地加药。

杰夫开始马马虎虎地照一份低脂食谱进食，但他觉得这没有什么作用，于是很快又开始偷偷加餐。快餐可能一直在慢慢地谋杀他，但它同时也是他振奋自己的方式。他去麦当劳买吃的，然后在回家前把食品包装纸扔掉。那时候，他坐下来吃晚餐的样子就仿佛午饭后他没吃过东西一样。他妻子玛丽昂尽力为他烹饪更健康的食物，但她并不知道他多吃了一餐。

在确诊的 11 年后，他的右脚溃烂，左脚的足弓也已经不成形了。两处病痛都有可能导致被截肢。他手指的神经也出了问题，他能碰触很热的东西但毫无知觉。他开始隐居。安东尼说："我们所熟悉的父亲消失在了忧愁、窘迫、自卑与痛苦的迷雾中。"

安东尼从事的是金融工作，他兄弟兰是一位纪录片制作人，他俩决定对此事做出干涉。他们计划拍摄自己的父亲。他们对他说，这是在拍摄一部关于 II 型糖尿病的纪录片，但实际上，他们是想通过这个办法让他重新对生活产生兴趣。安东尼大笑着说："一开始他只是由着我们折腾，他觉得这是我们的某个疯狂项目。"

然而最后他们制作了一部极其感人并且有趣的电影，名为《把爸爸修好》。现在杰夫的糖尿病已经痊愈了，他的各项指标曾经高得可怕，但现在它们都在正常范围内浮动。

杰夫是怎么做到的？他的儿子们给他制定了极低热量饮食食谱，要求他每餐用手机照相（为了让他对自己吃的每样东西负责）。他们让他放弃了传统饮食，向他介绍新的食材。

他们经常站在超市里吵架。"我们之间的氛围常常很紧张，常常争论，都很顽固。"但杰夫在头两周就减掉了 8 千克。

杰夫的儿子们研究了快速减重的证据，思考如何逆转糖尿病，他们相信自己能够扭转父亲的血糖值走向，以及他的抑郁状态。"这状况是可能被逆转的——我们真的是死死地抓着这个想法。它是非常强大的驱动力。我们对自己说，它治愈过某个人，那它也许就能治愈老爸。这种病能够被逆转：这是一条非常重要的信息。"

渐渐增多的运动成为杰夫新生活的一部分，他开始骑自行车。运动让他自我感觉良好。在电影中，他的儿子们让他挑战一些新东西——跳伞、激流漂流。

杰夫减掉了38千克，与此同时，他的心情也渐渐好转。"他现在完全变了个人，"安东尼说，"他的气场、他做计划的方式，都有了很大的改变。他开始相信自己。他相信自己能够做到很多事。"最后，他成为一名糖尿病斗士。这个男人过去10年一直窝在家里，然而现在，他正在各大公司对员工们阐述如何"修好"自己。

有趣的是，杰夫在过去大多数时间里都是一名夜班保安。2010年的一项研究测试了9位健康人士，以调查睡眠不足对胰岛素抗性的影响。[18]

在一个晚上，这9个人可以睡足8.5个小时（11:00pm~7:30am）。另一个晚上，他们只被允许睡4个小时（1:00am~5:00am）。两种情况下的实际平均睡眠时间分别为7小时34分钟和3小时46分钟。

研究结果表明，一次睡眠不足就足以提高胰岛素抗性。在睡眠不足的情况下，体内产生的糖分增多，而糖分转入肌肉细胞的过程减缓。

大多数人的睡眠不会少于4小时。但是我们又要重复一遍：仅仅一个晚上的睡眠不足就可以导致胰岛素抗性提高。不太严重的缺觉如果延续很长的时间，也有可能会导致机体障碍。

在后面的章节中，我将会告诉你一些控制压力的诀窍。

第四章 从根源减重：不对碳水化合物上瘾

在第一章中，我解释过为什么现在这么多专家都认为：对"只要低脂就好"的痴迷会促使人们过度消耗易于消化的廉价碳水化合物，这使近年来人口的肥胖趋势越来越严重。

易消化的碳水化合物包括所有类型的糖——碳酸饮料里所含的糖是其中最糟糕的，众多加工食物——现在各种各样的食物里都加了糖，包括饼干和蛋糕，甚至还有早餐谷物、米饭、面条和面包。

尽管如此，针对 II 型糖尿病的标准建议依然是"食用低脂食物"。糖尿病患者被告诫要尽量减少糖分摄入，然而又被告知要将土豆、米饭和面条一类的淀粉食物作为食谱基础。医生们鼓励他们将面包作为早餐谷物。最近，我在伦敦的一个教学医院里和一位 55 岁的男士聊天，他的一条腿正因为 II 型糖尿病要被截肢。当我问他早餐吃什么时，他说："我可以选白面包或玉米片。"

如果是在 20 年前，你给糖尿病患者吃这些食物是情有可原的，但在那之后，有许许多多的研究一次又一次证明，这不是正确的方法。

　　近期有人回顾了囊括 3000 多名 II 型糖尿病患者的 20 个随机对照实验，调查人员发现，如果你想减重，想改善胆固醇和血糖水平，那么你能采取的最佳措施是实行低碳水化合物的地中海饮食。这种饮食的脂肪含量适当偏高，精制碳水化合物的含量则很低。[19]

什么是"地中海饮食"？

　　研究表明，地中海饮食可以显著减少人们患上心脏病、II 型糖尿病，抑或阿尔茨海默病的风险。自此以后，这种饮食就开始风靡于世。大多数人不会把这种饮食和医疗建议联系起来。它不包括比萨或意大利面，相反，它强调食用水果、蔬菜、富含油脂的鱼、坚果和橄榄油的重要性。另外，它热情欢迎酸奶和奶酪，也不反对在一天的末尾来一杯红酒（不过这是可选的）。这种饮食中也包含碳水化合物，但它们并不是意大利面、米饭或土豆，它们需要你的身体花费更长时间去分解吸收，其中包括豆类（菜豆、干豆、小扁豆）。我认为这是一种非常健康且可口的饮食方式。它拥有低碳饮食的各种优点，并且更可口。在后面的篇章中，我将更加详尽地告诉你如何将自己的饮食地中海化。实际上，我所说的"地中海计划"是血糖饮食的关键部分。

安文医生茅塞顿开的时刻

做了 30 年的家庭医生后，大卫·安文面对患者时变得越来越迷惑，且越来越沮丧。

"我不懂为什么有越来越多来看诊的人超重并且有 II 型糖尿病，有些糖尿病患者比以前的患者年轻几十岁，"他解释道，"我不知道要怎么帮助他们。通常我一开始就对他们进行药物治疗。"

接着有一天，之前的一位糖尿病患者出现在他面前——她的病痊愈了。"她令我困惑不解。而成功痊愈的故事深深吸引着我，于是我问她用了什么办法。"

她回答道："你不会喜欢这个医生的。"原来她读了关于低碳高脂节食法的优点，就放手试了试。

安文医生做了一些调查，很快他就相信了这个观点——II 型糖尿病的部分问题是患者的代谢系统无法再处理糖分。他说："它简直变得像一种毒药。"解决办法显然是要删减饮食，不仅仅是删减糖分，还要删减那些进入体内后能迅速变成糖分的食物。

安文医生决定做个小实验。不过，在许多医生看来，让患者实行低碳饮食依然像是在追赶潮流，因此他这么做需要顶住来自同行的压力。他征募了 19 位患者，他们患有 II 型糖尿病或前驱糖尿病。安文医生给他们发了一张非常简单的食谱。

"大幅度减少含淀粉的碳水化合物（记住，它们只是浓缩的糖），"纸上这么写着，"可以的话，请禁食面包、面条和米饭一类的白色食物。至于糖——请完全停止摄入。不过那些含糖的蓝莓、草莓和覆盆子，你可以随意食用。"

反过来，他鼓励患者们食用更多的蛋白质、黄油、全脂酸奶和橄榄油。他用黑体写着："食用大量含有蛋白质和油脂的蔬菜能让你以一种持久的方式处于饱足状态。"

出于一种团结一致的精神，安文医生自己也执行了这份食谱，另外，这也是因为他自己想减掉一点体重。他妻子是一位临床心理学家，她面对的是患者们关于减重的情绪问题。她帮助他们将注意力集中在减重的积极方面，而不是让他们纠结于 II 型糖尿病的负面影响，这一点至关重要。

有一位患者很早就退出了这个实验，但其他人发现这种节食法很简单，并且易于执行。最开始时，他们的平均体重是 100 千克，在 8 个月的实验后，他们平均减去了超过 9 千克的体重，减得最明显的是腰部。[20]

7 位患者停止了药物治疗，大多数患者都报告说自己的健康和精力有所改善，这也意味着他们可能开始做运动了。

到了实验的最后，19 个人里只有两个人的血糖依然在升高，尽管如此，这两个人的健康也有了明显的好转。

现在，安文医生的患者们吃的鸡蛋和黄油要比以前多得多，然而他们的血压和胆固醇水平却有极大的改善。

安文医生震惊地发现，他的患者们开始热切地掌控自己的人生，且不再依赖他解决问题。以前没有正式加入实验的人也开始要求成为其中的一分子。

"我本来很担心其他执业医生会怎么想，"他回忆道，"他们可能会觉得我买了什么类似巫术的东西，但是患者们的成功让我有了底气。"

那些减掉了体重的患者继续减重，更多人参加了安文医生的计划。他的诊所一年节省了超过 15000 英镑的糖尿病药物预算，而且来看诊的肥胖患者数量也大幅度下降。安文医生说："你只要看到人们的潜能，给他们创造一个机会就好。"

你渴望碳水化合物吗？你对它们上瘾吗？

用这个小测验测一测你和碳水化合物的关系。

在吃甜食、淀粉食物或精制食品时，你是否瞬间感觉到了满足，或是觉得"棒极了"？	（是 / 否）
你是否在大多数日子里都吃 5 份以上的碳水化合物（它们包括面条、面包、土豆、米饭和谷物，甜品不含在内）？	（是 / 否）
你是否经常喝甜饮料或调味饮料（包括果汁和人工加甜饮品）？	（是 / 否）
你是否经常在两餐之间吃点心？	（是 / 否）
你是否一天要吃 3 份以上的水果？	（是 / 否）
你是否常常在正餐吃大份富含碳水化合物的食物，从包括面条、面包、土豆、米饭和谷物在内的淀粉及精制碳水化合物中摄取的热量超过总摄入量的 30%？（这些食物的粗糙版本仍然算作淀粉！）	（是 / 否）

你是否常常用食物来安慰自己，如在沮丧、压力过大或吵架后？	（是／否）
你的饭量是否很大？	（是／否）
你是否常觉得不满足，哪怕是刚刚吃完一顿饭？	（是／否）
在看到、嗅到或想到食物时，你是否会受到刺激想要进食，哪怕你刚吃完饭或是一点都不饿？	（是／否）
你是否常常控制不住自己吃得太多，尤其是在吃点心、垃圾食品或甜食时？（还可能会吃到觉得难受、想吐，甚至真的生病。）	（是／否）
你是否常常用"就吃这一次"或"之后我会好好吃饭／按食谱来／燃烧掉这些脂肪"来让自己安心？	（是／否）
食物是否占据了你思想的一大部分？你是否常常发现自己一直在想吃的？	（是／否）
你是否有时会偷偷吃东西？	（是／否）
你是否有时会在大晚上或半夜吃点心？	（是／否）
你是否常常对自己的饮食感到内疚或羞愧，然而很快又开始吃它们？	（是／否）
你是否常常渴求碳水化合物，又或是不吃它们时就觉得虚弱、易怒、焦躁或大量出汗？	（是／否）

把回答"是"的次数加在一起，看看你属于以下哪一个群体：

0~3　你应该没有上瘾。

对于碳水化合物，你可以吃，也可以不吃。你对食物可能抱有一种相当健康的态度。

4~8　你可能对碳水化合物上瘾。

你喜欢碳水化合物，不过可能在尽量约束自己。这也许需要相当强大的自控力，有时你会发现要约束自己真的非常难。很多人都有碳水化合物上瘾的问题，你吃得越多，就越想吃。这种情况非常容易走向失控。

9~13　对碳水化合物轻微上瘾。

你知道吃多少比较健康，但你吃的比这个量要多得多，并且可能对此感觉很糟糕。你很可能在大多数时候都觉得饿，食物占据了你的心神。某种程度的胰岛素抗性使你渴求碳水化合物，不过你时不时地挣扎着想要控制自己的欲望。如果你不是糖尿病患者，那你也很可能会患上糖尿病。你应该定期进行体检。

14~17　对碳水化合物严重上瘾。

禁食碳水化合物对你来说非常困难。你很可能常常觉得饥饿，一直想吃东西，进食时觉得内疚难过。你可能患有代谢综合征。考虑到你食用碳水化合物的量以及与它们的不健康关系，如果你没有糖尿病，那你有极大的风险会患上糖尿病。请一定要定期进行体检。

碳水化合物的真相

我并不是说所有碳水化合物都是不好的，它们与脂肪、蛋白质一样，在我们的食谱中扮演着重要的角色。只有当你食用过多错误的种类时，问题才会产生。碳水化合物大体上可以分为两大类：

易于消化的

这一类碳水化合物可以迅速地被机体吸收，使血糖瞬间升高。它们不仅包括你加在茶里的方糖，以及碳酸饮料里富含的糖分，还包括"天然糖"，如蜂蜜、枫糖浆、龙舌兰花蜜等，精制食品中也塞满了糖分。

"易于消化的碳水化合物"还包括淀粉食物，如面包、米饭、面条和土豆，这并不是说米饭和土豆就是有害的，但是你不能在餐盘里堆满它们。请把它们当作小菜，而不是主食，尽可能找到适合的替代品。

复杂且未精制的

"好"的碳水化合物含有大量纤维，这使它们更难以被吸收。缓慢地吸收对身体有益。这一类碳水化合物包括蔬菜、豆类和全谷物。

令人遗憾的是，真正的"全谷物"很少见。你能买到的大多数黑面包和谷物都不是真正的"全谷物"，不管包装袋上怎么写，它们大多经过层层加工。有些时候，厂商会在黑面包里加上过多的糖分，以抵消其苦涩。

易于消化的碳水化合物是"坏东西"，因为它们能使血糖骤然升高，导致机体生成过量的胰岛素。但是你要怎么分辨自己吃的是好碳水化合物，还是坏的？

一个方法是查阅它的升糖指数（GI）。食物的升糖值范围是0~100（糖本身的升糖值是100）。通常，未精制的碳水化合物 GI 都比较低，这意味着它们能让血糖水平缓慢地升高，使你在更长的时间里维持饱足的感觉。而精制碳水化合物的 GI 较高，这意味着它们会使血糖水平突然升高，然后又急速下跌。这种状况会使你想要吃更多东西。

你可以用 GI 来估量自己血糖升高的速度，不过血糖水平上升的幅度不仅取决于食物的种类，也取决于你食用的数量，即饮食分量。

要衡量某种食物对血糖的总体影响，你可以计算其升糖负荷（GL）：

$$GL=（GI \times 碳水化合物量）/ 100$$

例如，一个苹果的 GI 是 40，它含有大约 15 克碳水化合物，因此它的 GL=（40 × 15）/ 100 =6。

你觉得这听起来复杂吗？哦，你是对的，它很复杂。悉尼大学的研究者说，大体而言，当食物的 GI 超过 55，或 GL 超过 20 时，你就应该对其心生警惕了。

高 GI/GL 值的食物包括白面包、玉米片、白米饭、土豆和硬面包圈。

低 GI/GL 值的食物包括蔬菜、坚果、种子、全谷物（小米、燕麦、黑麦）、蘑菇和大多数水果。

以下是一些例子：

食物	升糖指数 （55以下良好）	升糖负荷 （20以上偏高）
煮胡萝卜	33	2
扁豆	22	4
一个苹果	40	6
苹果汁	44	13
土豆泥	83	17
白面（煮后）	61	29
全麦面食（煮后）	58	29
白米	72	30
糙米	48	20
硬面包圈	69	24

正如你所看到的，我们被鼓励大量食用的某些食物有非常高的 GL 值，如面食和米饭。转而食用这些食物的低 GL 版本，能够显著改善机体的血糖控制水平。

GI 值和 GL 值很有用，但其程度有限。事实证明，选择食物时完全依赖 GI 表格会造成压力和麻烦，因为这些表格并不重视另外两大类重要食物：脂肪和蛋白质。我更喜欢采用一个简单得多的方法，稍后我会详细介绍。

关于果糖

近年来，有一种糖的副作用被妖魔化到了极致，那就是果糖。那么它到底是什么，为什么会如此声名狼藉？

果糖是普通蔗糖以及水果中常见的一种糖。众所周知，玉米糖浆中也含有大量的果糖，而这种糖浆在近数十年里被添加到了许多加工食品和碳酸饮料中。

果糖甜得要命，但最致命的问题是你的身体处理它的方式。任何一种细胞都能处理葡萄糖，而果糖不同，它必须由肝脏来处理。少量果糖对身体并没有什么妨碍，但是我们如今摄入的果糖量会导致肝脏超出负荷。

肝脏处理过量果糖的一种方式是将其转化成脂肪。你只要摄入足量的果糖，就能获得一个脂肪肝。

要削减果糖摄入量，你必须仔细阅读食品标签，它的常用名有"果葡糖浆""葡萄糖果糖糖浆"，或是"高果糖浆"。

水果中也含有果糖。所以，食用一定数量完整的、不去皮的新鲜水果是有益的，但你要尽量减少果汁和冰沙的消耗量，因为它们已被剔除了纤维。一小杯橙汁的糖分、热量都是一个橙子的两倍，但纤维只有后者的一半。

所以纤维仍然算是个好东西？它听上去像是 20 世纪 70 年代的玩意儿……

没错，食用更多的纤维是减缓机体吸收糖分速度的方法之一。近来肥胖症之所以大肆流行，食谱中缺少纤维是一大主因。成年人一天平均食用大约 15 克纤维，但实际上你应该至少摄入两倍的量。科学研究推测，当代的狩猎采集人群一天至少摄入 100 克纤维，甚至更多（他们的食谱和远古祖先的食谱更相近）。

纤维在通过小肠时大部分还未消化，所以，它不仅能减缓机体对糖的吸收，还能为潜藏在大肠中的几万亿益生菌带来食物。我们的肠道里生活着几千种不同的细菌，这个生态系统的多样性堪比热带雨林。这些细菌种类的正确比例对我们的健康来说非常重要，而食用足够多的纤维能帮助"好细菌"繁荣生长。

想要多摄入适量的纤维，你可以食用更多菜豆、鹰嘴豆、去皮粗小麦、洋蓟、绿叶蔬菜、西蓝花、花菜、胡萝卜、卷心菜、燕麦、坚果、覆盆子、黑莓、苹果和梨。

第五章 VLCD（极低热量饮食）回归：
并不会反弹的快速减重

我解释过为什么禁食易消化碳水化合物有助于减少饥饿感和血糖激增的状况，现在我想谈谈你对迅速减重可能会产生的忧虑，然后我们再进一步考虑血糖节食本身。

我们大多数人都无数次听说，如果你减肥减得太快，你的体重就会更快地反弹回来。这是节食减肥的一大民间传说。

不久前的某一天，我在广播里听到一个著名营养学家自信满满地说："极低热量饮食对身体很糟糕，而且它们没有用。执行这些食谱、禁食或脱瘾治疗都完全没有好处。"

如果是几年前，我会赞同他的话；如果你问我觉得快速减重怎么样，我会说这是个可怕的主意。我曾经说过，每个人都知道反复减肥的危险性；每个人都知道，从长远来看，唯一可靠的减重方式就是循序渐进、自然而然、慢慢地减少卡路里摄入，目标是每周减掉 0.5~1千克。但是，在我认真了解了科学研究的成果后，我就再也没有这样的想法了。事实证明，我过去所接受的"可靠事实"大多建立在传言上。

从柠檬水禁食法到卷心菜汤食谱，时尚极速节食法有着相当丰富的历史。最新的极速节食法包括榨汁和清肠食谱，它们承诺"7天减掉7磅"。其中某些节食法能够达到惊人的减肥功效，至少在一开始是这样。但问题是，这些节食食谱大都很难吃，以至于人们根本难以坚持。更重要的是，有些食谱没有足够的蛋白质，这就会导致肌肉的减少。（你需要维持自己的肌肉质量，以保持代谢率的稳定，并协助阻止血糖激增。）

另一个问题是比例。

一如赛马骑师能在比赛前2天通过禁食减重，在执行VLCD的初始时期，你减掉的主要是水分，而不是脂肪。最初的减重效果是不可思议的，但一旦你停止，水分就重新积聚起来，而体重亦然。

最臭名昭著的极速节食法之一是"最后机会节食法"，它是整骨医生罗伯特·林于20世纪70年代提出的。林的体重曾经达到107千克，他在40多岁时患上心悸的毛病，从此便对节食产生了兴趣。他开始实验高蛋白液体饮食，由此减掉了许多体重，于是他开办了一个减肥诊所。随后他出版了一本畅销书，并卖了250多万册。

和这本畅销书一起搭配销售的是他神奇的"液体蛋白节食"——蛋白林节食。这份食谱每天提供的热量低于400卡路里，但它看起来似乎很有效。无数名人推荐它，并向大众担保他们能每周减掉4.5千克。

然而，在最初的成功过后，事态急转直下，"最后机会节食"变得名副其实，出现了相关的死亡报道，美国食品药品管理局被要求介入调查。其中一些意外死亡的受害人似乎早就患上了心脏病，他们总归都是要死的。但是，还有不少例子证明这种节食本身就可能造成心脏损伤，其成因被鉴定为"蛋白质—热能营养不良"。

蛋白质并不是脂肪和碳水化合物这样的燃料，它主要是身体内氨基酸的来源。它的功能包括协助构建肌肉，只有在身体储存的脂肪和碳水化合物都消耗殆尽后，蛋白质才会被充作能源。

与脂肪和碳水化合物不同，身体并不储存蛋白质。如果饮食中没有足够的蛋白质，你的身体就会拆解肌肉来补充氨基酸。缺少蛋白质的时间越久，身体受到的损伤就越大。因此，无论你参照的是什么节食法，你都要保证它有足够多的优质蛋白质。

使用蛋白质或其他方法节食的节食者所遭遇的问题是，这些食品袋里的蛋白质大多来自胶原蛋白，这种劣质蛋白来自动物的肌腱、韧带和皮肤。这些以化学方式预消化的牛皮和蹄筋是从屠宰场的动物身上弄下来的，而后再加入人工香料和甜味剂，只以这种东西为食实在不太可能会有好结果。

不出所料，"最后机会节食"及其他相似的节食法给 VLCD 蒙上了一层长久的阴影。

2013 年，美国一些著名的肥胖专家在《新英格兰医学期刊》上发表了一篇评论文章，他们指出，"平缓有序地减重比迅速减重更有效"这种观点只是谣言，哪怕事实上它在教科书里被重复了几十年。[21]

这篇文章真的值得一读，作者们指出，无数实验都表明"更快速、更大幅度的初始减重能影响长期的后续行动，并最终产生更低的体重"。

换句话说，如果你想要成功节食，那么快速减重比慢慢减重更好。

最近，澳大利亚的一项研究[22]支持了上述主张。在这次实验中，他们征集了200名肥胖的志愿者，让其中一半人执行VLCD（每天饮食摄入低于800卡路里）。他们的目标是在12周内减掉12.5%的体重。

另外一半人执行的是一份低脂食谱，以每天摄入500卡路里的方式减少每周标准摄入量。他们的目标是在36周内达到与速减节食组相同的减重水平。

低脂缓减节食组的退出率非常高：只有不到一半的人坚持到了第36周。这并不令人吃惊：低脂食谱真的让人难以坚持，缓慢的进程又往往让人泄气。相比之下，分入速减节食组的人中超过80%达到了既定目标。不过这种节食法的缺点是，人们可能会患上急性胆囊炎，它可能是饮食结构引起的。

领导这次研究的营养学家之一卡特里娜·珀塞尔说："对于治疗肥胖，全球流行的指导方针都是逐步减重，这说明人们大多相信快速减重会导致更快速的反弹。然而，我们的研究结果表明，如果减重的速度很快，那么减掉12.5%体重的目标更容易达成，半途而废的可能性也更小。"

她认为快速减去体重能激励节食者对自己的计划持之以恒，因为他们能迅速看到成效。VLCD意味着少量碳水化合物，这促使机体更快速地燃烧脂肪。

研究者在接下来的3年里跟踪调查了两组志愿者，大多数人的体重都有所反弹，不过两组的反弹总量没有什么差别。

巴吞鲁日市潘宁顿生物医学研究中心的科比·马丁博士和基肖

尔·加德教授评论了这次研究，他们写道："这次研究表明，关于减重，缓慢有序的方法并不能奏效，而快速减重会造成迅速反弹的说法，和《伊索寓言》一样，只是传说。"

尼克·芬纳教授是伦敦大学学院的顾问、内分泌学家及肥胖症医生，他也对这次研究发表了意见："这一研究清晰地指明，迅速减重并不会导致更迅速的反弹，更重要的是，它反而是更好的减重途径。因为会有更多的人达成减重目标，更少的人放弃治疗。除了这些发现，其他实验组的成果也表明，迅速减重能给糖尿病和血压带来惊人又直接的改善（如纽卡斯尔实验组）。如果将这些发现结合起来，我们应该可以将其纳入国家医疗体系。"

泰勒教授说，一般的极速节食法和他本人推荐的这种方法有着天壤之别。"极速节食中存在着一个非计划因素：你拼命削减一切食物，只喝一些绿色汁液，然后又恢复原来的饮食。这是一种无计划的暴跌。而我们有一种计划明确的方法：减少食物摄入，维持低摄入量 8 周时间，然后逐步恢复饮食量，但这个量要少于你以前的饮食量。人们往往想要更长久地坚持这种节食，因为他们感觉非常好。他们几乎对每个人说：'我觉得年轻了 10 岁。'他们担心的是恢复从前毒害他们的食谱，也就是过量的食物。"

格拉斯哥的麦克·利恩教授是泰勒教授的同事，他也确定对许多人而言，快速减重才是合适的方式。"慢慢减肥实在是一种折磨。这和营养学家的宗旨相反，人们越快越强效地减去体重，就越容易长久地坚持减重。营养学家仍然在教大家要拖拖拉拉地减重，但这是错的，错的，错的！从很大程度上来说，这种旧观念的依据是过时已久的 20

世纪 60 年代低热量饮食——当时进行极速节食的人们没有相应的维护计划——如果你的节食过程没有维护计划，那么体重又会反弹回来。"

也有一些人需要谨慎对待这一类低热量饮食，我在"开始前的准备工作"章节中，给他们列出了注意清单。不过事实也证明，对很多人来说，这种饮食能让他们重返健康。

迅速减重的其他常见谣言

"快速减重节食没什么意义，因为开始几天后，你就会进入饥饿模式，你的代谢率会降低，而体重减轻的过程也会停止。"

这是假的。对"饥饿模式"的恐惧很常见，而且这种恐惧似乎部分源于第二次世界大战时的明尼苏达饥饿实验。在这次研究[23]中，36 名成人志愿者用 6 个月时间遵行一份低热量食谱，它主要包括土豆、萝卜、面包和通心粉。实验的目的是协助科学家了解如何治疗欧洲大饥荒的受灾者。

这个食谱一开始就没有脂肪，志愿者渐渐瘦得皮包骨头，而且他们的代谢率降低了。但是，这显然是一种极端情况。

后来又有一次实验研究了短期热量限制的效果，实验结果截然不同。在这次研究[24]中，11 名健康的志愿者被要求纯靠喝水度过 84 小时（不到 4 天）。研究者发现，志愿者的代谢率在禁食的同时竟然上升了。第 3 天，它平均上升了 14%。其中一个原因可能是某些激素水平的上升，它们负责燃烧脂肪。

无论减重的速度是快是慢，从长远来看，你的代谢率都会降低，这只是因为你现在无须再负荷一个又大又沉重的躯体，里面曾充满脂肪。正因如此，在减重时，通过力量锻炼（稍后介绍）和积极活动来保持代谢率就变得很重要。

"最好是设定'现实的'减重目标，因为如果太好高骛远，就注定会失败。"

假的。我们总是被教导要现实，许多人会说，非常快地减掉大量体重是不现实的。然而研究表明，野心越大的人越能减掉更多体重。在某次实验[25]中，近 2000 名超重的男士和女士被要求在开始减重计划之前确定减重目标。他们被追踪调查了两年时间，那些"目标更不现实"的人减掉了大部分体重。

"如果我大幅度地减掉热量摄入，我会一直觉得饿，最后坚持不住放弃节食。"

假的。我和许多遵行 VLCD 的人聊过天，他们说饥饿感基本上会在 48 小时内消失。有些人会觉得难受，如头疼，但这通常是因为脱水。你在删减平常会从食物中摄取的水分，而且，燃烧脂肪时也会失去水分。如果你没有喝下足够多的水，你的血压会降低，你会觉得头晕。要抢先一步避免这种情况，你可以增加液体摄入——在第六章中，我会更详细地陈述这一点。

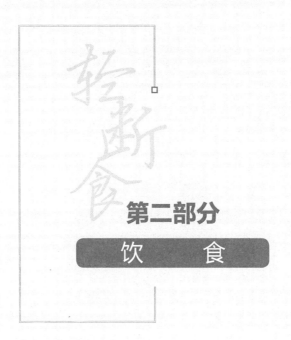

第二部分

饮　　食

第六章　血糖控制节食的三大核心原则与
开始前的准备工作

至此，我解释了近来肥胖危机的背景，强调了前驱糖尿病和糖尿病伴随的危险，介绍了 VLCD 的科学内涵，并且阐述了那些成功减重者的故事，我希望它们激励了你。

现在是时候了解这种节食方法本身的可行性了。这是一份大胆又激进的计划，它让你在长达 8 周的时间内每天只摄入 800 卡路里，将帮助你迅速甩掉肚子（内脏）上的脂肪。一旦你的内脏脂肪水平开始降低（它在几天内就会发生），堵塞肝脏的脂肪就会像艳阳下的白雪一样开始消融。在数周内，前驱糖尿病患者和 II 型糖尿病患者应该会发现自己的血糖降到了正常水平。这将让你向一个更苗条、更健康的未来进发。

但是，它并不是那种能在几周里搞定然后随手扔掉的一次性减重计划，它是某种生活方式规划的一部分。这个计划建立在三个核心原则上，它们不仅将在你遵行节食计划时支持你，关键的是，它们还将在你完成节食并踏入人生下一阶段时支持你。理解并运用这些原则，对取得长期性的成功至关重要。

因此，让我们先来看看血糖控制节食（BSD）的三大核心原则都是什么。

地中海化

我要向你介绍一个地中海模式的低碳饮食计划（简称"地中海计划"），这是一种美味且健康的饮食。它的淀粉以及易消化碳水化合物的含量很低，却充满了可抗病的维生素和黄酮类。它富含橄榄油、鱼类、坚果、水果和蔬菜，同时也包括许多令人快乐的食物，它们都是我们多年来被告诫不要吃的食品，如全脂酸奶和鸡蛋。

在无数各种各样的研究中，调查者们都发现，人们不仅能从地中海式饮食中获取各种健康益处，还很善于坚持这种节食方法（那些执行低脂饮食的人就并非如此），这是因为大家发现地中海饮食易于执行并且令人快乐。[26]

虽然这种食谱源自地中海区域的居民饮食，但你完全可以将它的原则运用在各色菜系中，包括中餐、印度菜、墨西哥菜，又或是北欧菜系。

本书中的菜单全都遵循地中海计划的核心原则。在下一节中，我会列出你需要做出的饮食改变，以提高所谓的你的"地中海分数"，并改善你的长期健康。不过在此之前，我要先简短地介绍血糖控制节食另外两个关键的"支柱"——积极运动和厘清思绪，这两个原则将在第八章和第九章中更详细地阐述。

积极运动

我们都知道更积极地运动有多重要，但很少人能抽出时间或提起兴趣去定期跑步健身。你听到这话可能会想"你一定是在逗我，我在削减热量摄入时简直不能更积极了"。那你尽管放心好了，我在第八章中列出的运动计划不会让你觉得疲惫或饥饿，它将改善你的心情，并让食谱显得更好吃。

更积极地运动也是逆转胰岛素抗性的最好办法，后者是大多数血糖问题的关键。

在"开始前的准备工作"中，我将介绍一种简单的方法，你可以用它来评估自己的体质水平，我还会告诉你它将在节食的 8 周内如何改善事态。

你将从站得更多和走得更多开始。

你还需要进行一系列抗阻力和力量的训练，它们从节食的第一天开始，并在之后的 8 周时间循序渐进，不需要特殊的装备。

最后，你将了解到近 10 年来体育科学中最大的突破性进展之一，它是一种有氧运动计划，将在数周内显著改善你的有氧健康状况以及增强心肺功能。本书所列的运动计划是专门为糖尿病患者和那些近来不太健康的人设计的，你会很高兴地发现它不包括数小时的慢跑。事实上，它每周只占用你几分钟的时间。它是可选的，不过非常有效，而且我现在还在定期执行。

厘清思绪

最后这条原则是让你将思路放在正确的方向上——学习如何减压以及减少冲动饮食。

我们都知道，当生活出状况时，我们会不假思索地扭头去找点心盒子，又或是抚慰人心的高热量大蛋糕。哦，这是因为应激激素皮质醇在作祟。除了促进"安慰进食"外，皮质醇还会使身体更具胰岛素抗性，从而让你觉得饥饿，这都是些让你放松心神的好借口。

不久前，我正在制作一部关于大脑的科学纪录片《性格的真相》。当时我研究了减压和形成复原力的不同方式，发现其中最有效的方法是正念，它是冥想的一种现代方式，所有伟大的宗教都一直在实践它。

近年来，正念在名流、商业领袖和运动员之中变得非常流行，这是因为它有用。每周进行几次简短的正念就足以减少压力和焦虑。[27] 3 年前我还没有开始实施正念，当时我对它心存疑虑，但现在它已经成为我生活的一部分。

好了，这就是将支持你完成 BSD 的 3 条核心原则，我希望你能坚守它们直至终点。在开始详细解释 BSD 之前，让我们再多了解一下地中海饮食，弄明白你如何将饮食习惯地中海化。

地中海计划

无数的研究成果提供了压倒性的证据，证明地中海式的饮食能为身体带来益处。其中最令人难忘的是开始于 2003 年的地中海饮食预防实验（PREDIMED）。西班牙研究者们为这次实验征募了 7400 多名志愿者，其中许多人患有 II 型糖尿病，他们被随机分配到地中海食谱组或低脂食谱组。[28]

两组志愿者都被鼓励摄入大量新鲜水果、蔬菜和豆类（如豆角、扁豆和豌豆），他们也被阻止摄入含糖饮料、甜食或糕点，以及太多的加工肉类（如培根或腊肠）。

两种食谱的主要区别是，地中海组要求食用充足的蛋、坚果和油性鱼类，并食用大量橄榄油；他们还被鼓励食用一些巧克力，最好是可可粉含量超过 50% 的黑巧克力；他们也被允许偶尔在晚餐时享用一杯葡萄酒。相反，低脂组被鼓励食用低脂乳制品，以及大量淀粉食物，如面包、土豆、面条和米饭。

结果如何？哦，事实证明，执行地中海食谱的人死于心脏病或中风的概率要比低脂组低 30%。后续研究表明，这种食谱甚至有更多健康益处。（即刻为你揭晓）

马里奥·克拉兹博士是西雅图福瑞德·哈金森癌症研究中心的一名营养学家，他钻研过很多关于低脂/高脂乳制品的调查研究。他说："没有任何研究表明低脂乳制品更好。"事实上，有足够多的调查发现，食用全脂乳制品更不可能导致肥胖。[29]

地中海分数是什么?

（改编自拉蒙·埃斯特鲁奇等人的《以地中海饮食对心血管疾病进行的初级预防》）

每回答一个"是"，就加1分。10分以上为佳。

1. 你在烹饪和调味时主要用的是橄榄油吗?

2. 你每天食用2份以上的蔬菜吗?（1份=200克）

3. 你每天食用2份以上的水果吗?（高糖水果除外）

4. 你每天食用少于1份的加工肉类吗?（1份=100克）

5. 你每周至少食用3次全脂酸奶吗?

6. 你每周食用3份以上的豆类吗，比如豌豆、豆角、扁豆?（1份=150克）

7. 你每周食用3份以上的全谷物吗?（1份=150克）

8. 你每周至少食用3次油性鱼类、大虾或贝类吗?（100~150克）

9. 你每周食用甜点的次数少于3次吗，比如蛋糕、饼干等?

10. 你每周至少有3次食用1份坚果吗?（1份=30克）

11. 你每周至少有3次用大蒜、洋葱和番茄做菜吗?

12. 你每周平均喝下大约7杯的葡萄酒或烈酒吗?

13. 你每天至少有两次坐在餐桌前吃饭吗?

14. 你每周摄入甜点和碳酸饮料的次数少于1次吗?

注意：

* 土豆并不算作蔬菜。

* 高糖水果包括甜瓜、葡萄、菠萝和香蕉等。

* 加工肉类包括火腿、培根、香肠和腊肠等。

* 豆类包括扁豆和菜豆等。

* 全谷物包括藜麦、全黑麦、干小麦等。

* 坚果应该是未腌渍的，包括核桃、杏仁、腰果和花生等。

* 每周饮用酒精的次数超过 7 次即对身体有害。

　　地中海饮食令人叹服的一点是，它的益处如此广泛。它不仅能降低你患上心脏病和糖尿病的风险，[30] 最近的一项研究还发现，地中海分数较高的女性患上乳腺癌的概率要比实行低脂饮食的女性低68%。[31] 食用特级初榨橄榄油（鲜榨的橄榄油汁）似乎对防治癌症特别有益，这可能是因为它包含了多酚类等抗炎成分。

小窍门：把橄榄油放置在橱柜里，因为阳光会让它们降解。

　　地中海饮食甚至可以让你的大脑处于更好的状态。比起那些尝试低脂饮食的人，有幸分入地中海组的志愿者在岁数增大后更少患上阿尔茨海默病或认知障碍（在努力学习新事物、记忆或做决定方面出现的问题）。[32] 最后是关于酒精的小贴士，地中海饮食允许人们在晚餐中喝一两杯葡萄酒。人们总是针对"适量饮酒是否健康"这个问题争吵不休，最好的解决方式就是给一群不饮酒的人喝酒，看看会发生什么。以色列的一个团队最近就做了这事。[33]

他们征集了 224 名滴酒不沾的糖尿病患者，将他们随机分组，让他们在两年时间里每天晚餐都喝一小杯（150 毫升）红葡萄酒、白葡萄酒或者矿泉水。酒和水都是免费提供的，随后空瓶子会被回收，以确保他们真的定期喝酒或水。

那么发生了什么呢？啊，喝红酒的人会很高兴地听到，他们这一组名列前茅。他们的胆固醇水平和睡眠质量都得到了显著的改善，有些人的血糖水平得到了更好的控制。

根据以上叙述，我对如何使饮食地中海化提出了一个非常简单的指导，糖尿病患者和前驱糖尿病患者在尝试它后都取得了巨大的成功。

地中海计划：吃什么来控制你的体重和血糖

删减糖类、含糖食物，包括饮料和甜点的摄入。一周只能吃一两次，不吃更好。我们在下面提供了有众多健康替代食品的食谱。你可以使用代糖食品，如甜叶菊和木糖醇，但是请尽量摆脱对甜食的嗜好。

尽量删减或禁食含淀粉的"白色食品"。包括面包、面条、土豆、米饭。对所谓代替的"褐色食品"也要警惕：它所谓的"较多纤维"可以忽略不计。褐色的糙米不错，不过有些全麦面包里加了糖。

转而食用藜麦、干小麦（碾碎的）、全黑麦、全粒大麦、野生稻米和荞麦。扁豆和菜豆一类的豆类既健康又饱腹。

转而食用藜麦、干小麦（碾碎的）、全黑麦、全粒大麦、野生稻米和荞麦。扁豆和菜豆一类的豆类既健康又饱腹。

尽量别吃大多数早餐谷物。它们通常都是高糖分的，哪怕是含有麸质的也一样。燕麦只要不是即食的那种，都很健康。

全脂酸奶也很不错。加入黑莓、草莓或蓝莓一类的浆果以调味，或是撒一点坚果。

用鸡蛋开启一天的序幕。白煮蛋、炖煮蛋、炒蛋或是煎蛋卷都可以，比起谷物或烤面包，它们能让你在更长时间里维持饱足状态。加上熏鲑鱼、蘑菇和一点红辣椒，就更美味了。

零食选择坚果。它们是蛋白质和纤维的重要来源。尽量避免食用盐渍或加糖的坚果，它们会让你停不下来。

食用更健康的脂肪和油。除了油性鱼类（鲑鱼、金枪鱼、鲭鱼）外，要多吃橄榄油。一点点橄榄油就能让蔬菜更美味，而且它还可以促进人体吸收维生素。烹饪时使用橄榄油、菜籽油或椰子油。

别吃人造黄油，用黄油代替。适量食用奶酪是没问题的。

可以大吃特吃的高品质蛋白质。包括油性鱼类、大虾、鸡肉、猪肉、牛肉，当然还有鸡蛋。其他富含蛋白质的食物：黄豆、毛豆、阔恩素肉、鹰嘴豆泥。加工肉类一周只能吃几次，如培根、腊肠、香肠。

食用足够多不同颜色的蔬菜（从暗绿色的叶菜到亮红色和黄色的辣椒）。可以加入酱料和调味品——柠檬、黄油或橄榄油、盐、胡椒、大蒜、红辣椒、肉汁。

避免食用过多水果。浆果、苹果或梨都不错，但是高糖水果富含糖分，如葡萄、菠萝、甜瓜和香蕉，要避免过多食用。

可以喝一杯，但不要喝太多。平均下来，一天不要喝超过 2 单位的酒水（一小杯葡萄酒或烈酒相当于 1.5 单位）。别喝啤酒，它富含碳水化合物，因此才被称为"液体面包"。

令人相当沮丧的是，尽管大多数医生都知道我引证的这些研究，但他们许多人都不太乐意将它付诸实践。最近，美国一个大型学术医疗中心调查了 236 位心脏病学家和内科医生，这项调查发现，他们所有人都认为营养学很重要，但是只有 13% 的受调者觉得自己的知识量足以和患者讨论这方面的问题。大多数人承认，他们给患者提出食谱或运动建议时所花的时间不会超过 3 分钟。[34]

同样地，尽管他们大部分人都知道地中海饮食能够降低人们患上心脏病和中风的风险，但只有少数人清楚，在随机实验中低脂食谱没能做到这一点，这可能就是如此多人仍在推荐低脂饮食的原因。

哈佛大学的公共卫生学院在自己的网站上指出，妇女健康倡议协会（WHI）的饮食修正实验可能是压垮低脂饮食概念的最后一根稻草。[35] 这项实验始于 1993 年，有 48000 位女士被随机分配在两个组中，一组执行低脂饮食，另一组继续普通饮食。8 年后，实验停止了。两组之间的癌症、心脏病发生率和体重变化都相差无几。

这并不是说你就可以放肆大吃奶油和油炸食品，不过它的确意味着你可以毫不担心地食用橄榄油和坚果这样的健康脂肪。

开始前的准备工作

中国哲人孔子在 2000 多年前就指出："凡事豫则立，不豫则废。"演员威尔·史密斯在更近的时代也说过："我一直觉得自己的才能只是普通水平，我所拥有的是一种荒谬且疯狂的执念，执着于练习和准备。"

我向你提出的第一个建议，是从头到尾阅读这本书。立刻开始大吃特吃是很有吸引力的，不过在开始前对此有完整的认识是很重要的。还有一点也很重要，那就是你要和医生解释你想达成什么目标，并阐释该方法的科学背景。

1. 和医生谈谈

在本书前面的章节里，我对医生们有点挑剔，但我并不是反对医生，完全不是。大多数医生都非常开明，我最好的朋友里也有一些人是医生，我还娶了一位医生，我的儿子正在学习成为医生。所以，在你开始前，请和你的医生谈谈。

如果你正在服药，那么得到他们的支持尤其重要，因为他们应该参与监督并逐渐减少你的药物。许多医生会很高兴看到你对自己的健康负责，不过也有些医生可能没什么感觉。设法说服他们，和他们打赌你会成功，这将给你动力，而你的成功也许会激发他们，使他们向其他患者推荐这种方法。

警告——如果你有下列任何一种情况，请和你的医生

讨论：

* 你有进食障碍的历史。

* 你在使用胰岛素或某种除二甲双胍外的抗糖尿病药物——你可能需要计划好如何减少药物用量，以避免血糖下降过快。

* 你在服用降血压药物——你可能必须减少或停止服用它们。

* 你有一般程度的或严重的视网膜病变——在缓解或逆转糖尿病的 6 个月内，你应该做一次额外的检查。

* 你怀孕了或是正以母乳哺育。

* 你有明显的精神障碍。

* 你在服用华法林阻凝剂。

* 你患有癫痫。

* 你有严重的疾病。

如果你有下列情况，请勿使用我们的节食方法：

* 你还未满 18 岁。

* 你的 BMI 低于 $21.2kg/m^2$。

* 你手术后尚未康复，或是身体虚弱。

你应该和医生确认你是不是真正的 II 型糖尿病患者。糖尿病还有其他更少见的种类，如由胰腺问题、基因问题引起的糖尿病，或晚发 I 型糖尿病，这些患者如果使用我们的节食法，在减重方面会产生不同的反应。

2. 开始认识你自己——你应该做的测试

我喜欢更加清楚地了解自己的身体，我还发现，在执行一种新的锻炼方式或是新的食谱时，监控身体的变化是一件很吸引人的事。你可以在日记上记录成果，或是在某些网站上记录，你可以安全地匿名储存信息。利用这两种形式来记录可以准确地监控你吃了什么，喝了什么。一份诚实、准确的日记对你只有好处。多年前我制作了一部电影，在其中，我们要求一位超重的女演员在几周内坚持写饮食日志。同时我们还给了她一份饮料，里面含有一种名叫"双标水"的物质，它使我们可以估计她真正消耗了多少热量。根据她的日志，我们合计的总热量为1500卡路里。然而双标水法显示她消耗的热量要远高于这个数值。你可能要"啧啧"地发表意见，但是事情很容易会变成这样。

另一个值得投入精力的方法是以某种方式追踪你自己走路的步数，它可以是应用程序或是智能运动设备。在开始执行节食之前，你需要记录通常你一天会走多少步，它很可能是5000步左右。不管是多少，我希望你把它写下来，然后在节食的过程中以每周增加约10%的步数为目标。到结束时，我希望你能每天至少走10000步，或者更多。稍后我会解释为什么"10000"这个数字如此重要。

计量你的脉搏、体重和腰围

选一个平静的时刻，记录你的脉搏。你可以在手腕上找到它的搏动，就在最外围的肌腱上方。你的脉搏可以被用来衡量你的整体健康。多计量几次，然后记录平均值。我认为在接下来的几周里，它将会有所改善。

接下来，我需要你称一称自己的体重。凭借这个数字，再加上你的身高，你就可以计算自己的 BMI。

当你进入浴室时，我希望你拿出一个卷尺来量量自己的腰围。请诚实，试图隐瞒没有任何意义。量腰围时，请将量尺绕过肚脐的水平线，而非采用裤子的尺寸。男人通常会将自己的腰围低估 5~8 厘米。

为什么腰围很重要？因为它是内脏脂肪含量的间接标杆，同时也是未来健康的最佳预示之一。就像我之前指出的，腹部内部和外围的脂肪非常危险，哪怕你其他部位没有明显超重。

理想的情况是，你的腰围应该小于身高的一半。（所以，如果你有 180 厘米高，那么你的腰围应该小于 90 厘米。）

最近人们调查了 32000 多名美国人，根据调查结果，美国人的腰围数值正以一种可怕的速度增长。2009—2011 年，美国男性的平均腰围增长了 2.5 厘米；女性的数值增长甚至更多，增长了约 5 厘米。[36]

这些数值比 20 世纪 50 年代的腰围值多了恐怖的 30 厘米。玛丽莲·梦露的腰围是 56 厘米，这在她那个时代并不罕见。哈佛大学公共卫生学院的营养学和流行病学教授胡丙长认为，这种现象在很大程度上可能源于高糖饮食和应激激素增多。

所以，你要测量并记录自己的脉搏、体重和腰围。当你处在这些步骤时，请拍一些自拍照。或者更好的是，请一位朋友为你拍照。好好保存这些照片，这样你在完成这个节食计划时，可以比较自己外在的改变。我得说，你会想要向人们展示一下自己"之前和之后"的区别。

测量你的空腹血糖值

这是一个你可以自己完成的手指针刺测试，你可以在药店或线上购买可靠的数字血糖监测工具，或者你更愿意请你的医生来测量。它应该在禁食状态下完成，也就是说，它应该是你早上还没吃早饭时的第一件事，而且你应该至少有 8 小时没吃东西。如果测出的数值是反常的，你就需要重测一遍，并做进一步测试。

正常范围：3.9~5.5mmol/l（70~100mg/dl）[①]

前驱糖尿病：5.6~7.0mmol/l（101~125mg/dl）

糖尿病：超过 7.0mmol/l（125mg/dl）

关于"正常"的最末值和前驱糖尿病的最初值，还存在争议。上述数值来自美国糖尿病协会。世界卫生组织（WHO）称"正常值"应该小于 6.1mmol/l（110mg/dl），而英国国家卫生与临床优化研究所（NICE）认为人们应该让数值保持在 5.9mmol/l（106mg/dl）以下。

你还应该向医生咨询另一些常规测验，它们包括糖化血红蛋白（GHb）、全血计数（FBC）、尿素和电解质（U&Es）、肝功能（包括 γ-谷氨酰转肽酶，它的数值能很好地显示肝脏的健康程度）、胆固醇和血脂谱检测。

---

① 此为美国血糖标准，下同。——译者注

对胰岛素水平的测量要更少见些，不过如果你做了这个测试，医生将能够计算出你的胰岛素抗性。关于所有这些测试，我在附录中罗列了更多细节。

专业扫描检测

接下来的这些测试并不是例行程序，不过它们很能说明问题，并且能够大大地调动积极性。

（1）双能 X 射线吸收法，或 DXA 扫描。它被用来检测内脏脂肪。如果在开始节食之初、4 周后，以及结束时进行 DXA 扫描，你就能跟踪了解身体内的变化。这种检测更贵，但也比简单的称重更可靠。把 DXA 扫描影像贴在冰箱门上，它能提醒你是为何在努力。

（2）肝超声波扫描。就如 γ - 谷氨酰转肽酶血液测试一样，它也是评估肝脏健康的方法之一，它能让你对肝脏脂肪的含量有所估计。

（3）核磁共振成像（MRI）。这是测量肝脏与胰腺脂肪量最精确的方式，但它要花很多时间，而且很贵。我比现在重 10 千克时还是个外瘦内胖者，包裹着我的肝脏和胰腺的那些白色东西都是脂肪。那一点也不好看。

3. 清扫你的橱柜——"厨房卫生"

别在房间里留存你想禁食的食物。这听上去是件显而易见的事，但是真的，如果含糖点心随处可见，那除非你有超人的意志力，否则你终有一个时刻会开始吃它们。一眼望去，它就在那里。我完全忍不住要咬一口，然后再咬一口，它就没了。

如果你有孩子，又觉得你必须在房间里放一些甜食或开胃小点心，那事情就会有一点困难。如果你很幸运地拥有一位不是碳水化合物成瘾者的同伴，就请对方把这些点心锁在柜子里。我不是在开玩笑。我有时会在餐后吃一点巧克力，但我会让妻子把巧克力条藏起来，否则我会把一大堆全吃下去。最安全的做法是把它们通通弄走，垃圾食品必须全部消失。不管怎样，这可以为更健康的食品留出空间……

4. 写下你的目标

当你正起劲地忙于新的饮食系统时，你难免会怀疑，或是忘记了你为什么要这么折腾自己。所以，在你开始之前，请大致记下你想重新控制血糖的所有理由，把它带在身边，放在你的手机里。无论何时，当你觉得自己没有力量时，就读一读这张清单。记得将这些理由尽可能写得详细一些。

记住，你有充分的理由改变——心理学家称之为"动机"。这和虚荣无关（虽然你基本上一定会变得更好看），也和牛仔裤的尺寸无关（虽然它将会减下好几个码），这和健康相关，和生活的回归相关。

其中有一个理由你绝对要写下来，那就是你打算减掉多少体重。任何数值都是有益的，如果你在前驱糖尿病阶段，那就更是如此。不过如果要在一定程度上逆转 II 型糖尿病，你可能需要减掉目前体重的10%~15%。我减掉了 10 千克，那是我曾经体重的 11%，对我来说这非常管用。如果你的原始 BMI 超过 $40kg/m^2$，那么你可能需要减掉更多体重。

就如我之前提到过的，大家的脂肪阈值都不一样——II 型糖尿病开始逆转时的脂肪重量，所以在节食时了解血糖的变化是很重要的，也正因此，我才建议各位花钱去买数字血糖监测工具。

5. 找一个同伴一起执行节食计划

加入团队能够显著提高你成功的概率，哪怕这个团队只有你和另一个朋友。

一旦你决定要采用这种节食法，请把有关它的一切都告诉你的朋友和家人，他们可能知道还有谁想和你一起执行这个计划，公开承诺本身也将使你更有可能坚持到底。

6. 我应该什么时候开始

越快越好。也就是说，你应该选出一段时间，在这段时间里，你知道自己至少可以把 6 周的人生完全投入在减重上。继续工作是没有问题的，忙碌实际上是有益的，但是要确保你的同事抱着支持的态度，不会往你的办公桌上倒一堆甜甜圈"让你高兴"。同样地，你不会希望被自己的 50 岁生日或朋友的婚礼拐出正道，但也不要找这些理由来阻挠计划的开始。

等到你和医生聊过，做了检测，清空橱柜里的垃圾食品，在冰箱上贴好目标，并找到一个节食战友，你就可以开始了。

"实行这一节食计划，就好像准备一次探险。"

当保罗开始渴望一份加了鸡蛋、培根和调料的早餐松饼时，他做了一件可能会吓到自己的事（也的确吓到了他自己）：他上网，浏览了那些即将被截掉的双脚的图片。他严肃地看待了此事，非常严肃。

保罗形容自己为"一个真正的美食家"。"买菜、烹饪、用餐——对我来说，这都是非常享受的事。"他请医生恩赐给他3个月的时间，以扭转他被诊断的 II 型糖尿病。

在开始节食后不久，他就开始遵循我在书中详述的训练课程——增强肌肉的锻炼和有氧常规训练。除了常规训练外，他还补充了长距离步行和骑自行车。他每天早晨都测量自己的血糖，并把结果写在一本册子上。

"这就好像准备一次探险。你不能三心二意地完成，必须全力以赴。它就像拨动一个开关——你只需这样想，'我不会做任何危及此事的事情'。"

他得到诊断时重 78 千克。和 35% 的 II 型糖尿病患者一样，他的 BMI 值在健康范围之内。

然而他知道自己正处于危险中：他母亲是糖尿病患者。当他的体重增加时，身体中段发福——这是一个清晰的危险信号。"我对此事视而不见，"他说，"我一直拖延着不去处理它。"

两年前，他妻子死于乳腺癌（就像我们一直以来看到的，故事中通常会有一次情绪剧变）。他开始喝更多的酒，体重渐渐上升。从某种程度上说，这次节食标志着他的人生是时候翻开新的篇章了。

　　"它是一条分界线。它非常具有正能量。它意味着我再次想要爱护自己，意味着我爬出了一个沮丧的低谷，现在正照顾自己。它意义非凡。我以一种曾经失去的方式再度掌控人生。我感觉到能够——并且想要做这件事，这让我充满了力量。"

第七章　你一定不知道的轻断食饮食实践

你决定要放手一试了。你已经和医生谈过，清空橱柜并做了一些检测。你可能很快发现，BSD 不太像你担心的那么艰难。没错，你将在接下来的几周里每天靠 800 卡路里存活，但是你的身体将迅速合理地适应这一状况。现在你只要做最后一个决定：你是想完全以真食物来执行这一节食计划，还是想部分采用市场上的代餐营养奶昔？

两种方式

在泰勒教授的研究中，参与对象被要求在整个 8 周时间里通过饮用代餐营养奶昔来减重，并辅以部分无淀粉蔬菜，但这主要是为了方便。如果你是在进行一项科学研究，使用营养奶昔不仅方便，而且更易于密切监控人们实际消费的卡路里数量。也有一些人通过食用真正的食物而大获成功。这取决于个人的选择，你必须决定哪一种方式更适合你。

1. 代餐奶昔

如果你决定采用代餐奶昔，你应该将目标设定为每天摄入约 600 卡路里的奶昔，再加上 200 卡路里无淀粉蔬菜。你需要蔬菜中的额外纤维（外加大量水分）来防止便秘。在稍后的菜谱单元中，我们提供了一些 200 卡路里的食谱——蔬菜菜肴和蔬菜汤。

信誉良好的代餐奶昔有一个优势，那就是你知道你均衡摄入了正确的营养，并且不需要去考虑食物的事。它也有缺点，到目前为止，我所尝试过的所有在售代餐奶昔喝起来都不太让人高兴，我估计不用多久它们就会变得很讨厌。

还有一点也很重要，那就是当你在节食时，应该学会如何烹饪正确的、健康的、美味的餐点，你节食后的生活也将从中受益。一个合理的折中方法是，你可以从奶昔开始，慢慢习惯节食，然后在节食一段时间后，比如两周，再将大部分饮食材料换成真正的食物。

2. 真正的食物

通过食用真正的食物来节食会略微困难一些，因为你必须确保自己摄入了数量正确的蛋白质、脂肪、维生素等。正因如此，本部分最后附上了我请英国最著名的营养师之一萨拉·辛克博士提供的一系列简单、营养的食谱，外加一份详尽且均衡的节食计划。

食谱的宗旨是实行地中海风格的低碳饮食。它们富含营养，以及适量的脂肪和蛋白质；它们美味且多样，所以你的味蕾不太可能会对它们产生厌烦，转而渴求不良食品。

如果你想做一些自己想做的菜，创造属于你自己的地中海式低碳食谱，那就要确保你摄入了多样化的饮食，并且它们含有适量且正确的营养物质。你可能需要服用日常复合维生素片以保证节食的安全。我想，这种节食的主要好处之一还在于它能重新振作你的味蕾。你本来可能并不是太喜欢蔬菜，但执行低碳节食后，你会发现它们非常美味！要记住，你不仅仅是为了在接下来的几个月重新调整自己的身体，它还是件一劳永逸的事。

Q & A

Q：800 卡路里是个什么概念？

A：可能比你想的要多，但比你习惯的要少。（浏览本书的彩图，那里为你展示了 7 天 × 800 卡路里的范例。）这份节食计划的关键在于每一口食物都内容丰富，它富含营养师所称的"饱觉因子"，即餐后饱足感，这种感觉可以抑制你在两餐之间对食物产生的欲望。食物的分量更小，但你将对它们感到满足，你也不会一直都觉得饿或对食物继续痴迷。当你看到自己的体重往下掉时，应该会获得许多积极的力量，使你坚持向前。

Q：为什么是 800 卡路里？为什么不吃多一点，或是少一点⋯⋯

A：如果你的血糖水平有问题，并且想要重获健康，那你就需要减脂，尤其是减掉腹部的脂肪。你减得快还是慢其实并不重要，只不过你可能会发现，减得快更容易些。只要方法适当，迅速减重可以让你产生动力。在进行节食时，800 卡路里算是很低的热量，但不是非常低。

Q：这个节食食谱里有碳水化合物，但你说我不应该吃它们。

A：菜单上是有一些碳水化合物，但它们是正确的种类。你现在应该知道了，淀粉类的碳水化合物本质上是浓缩的糖分，它们会使血糖产生紊乱。你会发现这里的食谱包括大燕麦，甚至还有糙米，但它们的分量很少，这只是一个调剂，并不是餐点的主要成分。这些碳水化合物属于燃烧缓慢的种类，也就是说，它们的消化要花更多时间和能量，这就使你不那么容易饿。

Q：那么，是什么在维持我的饱足感？

A：脂肪和蛋白质会让你更长久地觉得饱足。蛋白质摄入量的标准建议是，女性一天 45 克，男性一天 55 克。优质蛋白质包括鸡蛋、鱼肉、鸡肉、猪肉、虾和豆腐。坚果和豆子也富含蛋白质。

Q：这是一种低脂节食吗？

A：不是，就像我之前解释的，脂肪并不像从前人们认为的那样是种坏东西。这份节食食谱中包括足够多的鱼类、富含动物脂肪的肉类和足够多的植物油（来自坚果、植物种子、橄榄油、牛油果），以及酸奶（无糖）。另外，要迅速减重，你就必须减少热量摄入，所以在食谱中不会看到大把奶酪。（不过你时不时还是会看到一点味道浓郁、颇具假日气息的羊奶酪。）

Q：拿水果当零食可以吗？

A：水果所含的糖分要远超过蔬菜。我们的节食食谱中有一些水果，但它们是定量配给的，它们是一种营养成分来源，而不是餐后餐前吃东西的借口。如果你想在酸奶里拌一些切好的水果丁，可以用深色的蓝莓、黑醋栗、樱桃或草莓。但请限制热带水果的摄入量，因为它们通常含有更高的糖分。一定不要吃大枣，哪怕是圣诞节也一样。对你的血糖来说，吃两颗大枣的影响相当于吃了两小筐草莓。

Q：既然如此，是不是有些蔬菜比另一些更好？

A：那是肯定的。有一些蔬菜含更多淀粉，这意味着它们会影响你的血糖。绿叶菜富含维 C 和纤维，淀粉等糖分含量却很少。这样的蔬菜包括西蓝花、菠菜、卷心菜、莴苣、羽衣甘蓝、甜菜和花菜，这些菜你可以尽情地吃。番茄、黄瓜和辣椒也一样。根茎植物更麻烦些，如土豆（严格意义上土豆不算作蔬菜）、欧洲萝卜和瑞典甘蓝，它们的淀粉含量非常高，所以食用它们时务必更谨慎。

Q：我必须吃早餐吗？

A：传言每个人都必须吃早餐。我爱早餐，但有些人不爱。菜谱单元中有一些很棒的周末早午餐，它们需要花多一点时间来烹饪，并且含有更多热量。不过，由于这些天你都将吃两餐，所以可以放心享受它们。整个晚上禁食 14 个小时会给你带来额外的好处。

Q：坚果到底有什么好处？

A：在过去的概念里，坚果的名声不太好，因为它们富含油脂和热量。但是，你会发现菜谱上有一些坚果，因为它们富含蛋白质和纤维。它们使身体饱足，并且不会造成血糖水平激增。它们是地中海饮食中的重要成分。

Q：种子又如何？

A：种子虽小，却含有各种营养物质，如蛋白质、纤维、铁、维生素和 ω-3 脂肪酸。无论你选择的是鼠尾草籽、亚麻籽、南瓜子还是大麻籽，将它们撒在沙拉里，为绿色蔬菜做点缀，或者是拌在酸奶里也可以，它们将使身体更长久地觉得饱足，有什么理由不喜欢它们呢？

Q：我能喝酒精饮料吗？

A：当你在节食时，最好不要。如果你非得喝，那么只能喝一点点纯酒。酒精饮料的热量很高。一品脱（约合 0.57 升）啤酒约含 180 卡路里，一大杯葡萄酒同上。红葡萄酒的糖分比白葡萄酒低，但仍然有很高的热量。一周 5 杯葡萄酒共含 900 卡路里，相当于 4 个甜甜圈的热量。酒精饮料还会提高肝脏中的脂肪储存量和炎症发生率，并提高胰岛素抗性，促发体重反弹和糖尿病。在撰写本书的过程中，我和许多人聊过天，他们在回忆自己的血糖变化史时，总是能追溯至纵饮烂醉的时刻。

Q：如果我只是前驱糖尿病，还不是 II 型糖尿病呢？

A：在完成测试后，如果你发现自己是个超重的前驱糖尿病患者，还没有完全患上糖尿病，完全可以尝试这种节食方法，直至你的血糖恢复到正常水平。有确凿的证据表明，减重并坚持锻炼将显著降低从前驱糖尿病发展成糖尿病的风险。美国国立卫生研究院在一次实验中招募了 3000 多名前驱糖尿病患者，他们发现在系统锻炼的前提下，减重 7% 能在之后 5 年中使志愿者发展成糖尿病的概率降低 58%。[37]

节食时间表：做什么以及将发生什么

前两周

一旦开始节食，你就会发现体重开始下降，并且速度非常快。其中一些是脂肪，不过最初你还将排出大量尿液。一天至少要饮下 2~3 升无热量的液体，这很重要，否则你将便秘并且头痛。喝什么随便，只要它不包含热量就可以。它可以是普通饮用水，如果你不太喜欢白水，可以加一点柠檬汁、酸橙汁或新鲜薄荷和黄瓜调味。我喜欢加了很多冰和柠檬的汽水，也经常喝果茶，偶尔喝咖啡（只加一点点牛奶）。有些人喜欢热水，诡异的是，有证据表明，热度本身就可以抚慰饥饿感。必要的话喝零热量的汽水，别喝果汁或吃冰沙。

前两周很可能是最艰难的，因为你的身体正在适应卡路里减少的状况，但它将引起一些惊人的变化。为了使你能稍微领略将体验的一切和将发生的变化，我请一位正要开始节食的朋友迪克记录了详细的日志：

> "它在于如何吃得更少——但吃得更好。"
>
> 迪克是个吃货，这没什么问题，但他的食量很大，而且酒喝得太多。"我没有酗酒，"他对我说，"但是我通常在 6 点喝第一杯奎宁杜松子酒，我说的不是一小杯，然后是大半瓶葡萄酒，接着再来一点威士忌。"他这话可能有夸张的成分，但这成分也很小。

他喝的就算不是酒，也是含热量的饮料，他的每一天都始于一杯加了 4 块糖的茶。

他的体重重达 97.5 千克，腰围有 107 厘米。渐渐地，他不仅看上去大腹便便，还带着不正常的一脸菜色。在被诊断为糖尿病后，他很快联系我寻求建议。我们达成一致，认为他应该减去 15 千克（约为当时体重的 15%），并在 8 周内使血糖（当时超过 9mmol/l）恢复至正常水平。他还希望能减掉 15 厘米腰围。他好脾气地和他的医生打赌，医生说他做不到这事。

在最初的几周后，他不仅打算让医生大吃一惊，还预备揭穿关于迅速减重的各种谣言。

他不觉得缺少食物

节食第三天，他在日志里写道："仍然感觉不错，这很奇怪，不是那种头昏眼花的'奇怪'，而是奇怪在每个人都告诉我这不可能，说我会饿得想要把狗吃了，但是现实情况根本不是那样。"

当时他的空腹血糖值已经降了 30%，站上秤后，他发现已经减了 3 千克多，就在 3 天内。他写道："我知道这个速度会慢下来，但它实在是激励人心。"

他为自己和妻子艾莉森做饭，他的餐点很美味：黑鲈鱼片配上绿叶菜，腌鱼片配上水煮蛋，檬鲽搭配蔬菜，烤鸡肉搭配红辣椒、番茄和洋葱。他抛弃了面包、面条和土豆。

他给自己设置了一个挑战："目标不在于担心我仅靠 800 卡

路里如何生存，而在于我如何让这800卡路里变得好吃又令人满足。它在于如何吃得更少——但吃得更好。"

他不觉得痛苦

他在开始的7天里减掉了4.5千克。到了第9天，他的血糖降到正常水平。他的喜悦是显而易见的："哇！第一次降到糖尿病阈值以下！今天我不是糖尿病患者了。"

2天后，读数又降了，他写道："胰腺你好！"

所有的一切都发生得如此迅速，他因此得到了巨大的鼓励。"下降得这么快，它几乎是在一瞬间发生的。"他的自控力、他对健康的努力也鼓舞着他："就在前不久，生活已经有一阵子不像过去那样顺利了，而现在它又让我活了过来。"

他一直坚持着工作和社交，他告诉人们他在做什么，避开精制碳水化合物，提前计划、明智地选择食物，他通过这一切维持正轨。而这一切并不艰难——迪克一定会率先赞成这一点。

他开始走更多的路，除了平常的步行，还每周玩几轮高尔夫球，后者加起来相当于每天多走约4000步。

饥饿并不难对付

迪克使用一种软件，扫描并测量他吃的一切，并生成关于卡路里和食物成分的报告，它还使他不再对自己吃的——或不吃的——东西太感情用事。他意识到，当他觉得饿了时，那往往只是一种渴望，只要他做点别的事，比如遛狗，那么这种感觉就会消失。不可否认的是，不能喝酒是件更棘手的事，第一周过后他就开始偷偷喝一点威士忌，但他的体重仍然在下降。

事情也不总是一帆风顺，有些天他的血糖又略微往上升了一点，但他没让这些事影响自己。它们只是一时反复，而不是旧病复发。坚持记日志使他对自己所做的事有清醒的意识，受益于此，在之后的日子里他又能重归正途。

迪克花了 34 天时间让血糖稳定在正常范围内，花了 2 个月时间使体重降到 84 千克。

这一切发生在一年前，他一直持续运动并低碳饮食，从而维持减轻的体重。他的血糖仍然在正常水平，我已经很久没见过他这么容光焕发了。偶尔他也会享受面包，但只吃一小片，又或是吃一点番薯。这么做时，他会看到自己的血糖水平又升上去了，所以他认定这事不值得经常做。

他成功的原因是什么？

* 他有动力。

* 他真正相信这份快速减重食谱的科学理论——它对他来说很有意义。

* 他非常乐于证明别人是错误的，尤其是他的医生——医生到现在还没有付清赌注。

* 他的妻子艾莉森给了他强有力的支持。

在前两周之后

迪克在节食的前两周设法减掉了 7 千克,体重下降时他的血糖也下降了。然而,尽管他的肝脏脂肪正在减少,他的胰腺却仍然是堵塞的。关键在于他继续努力,减掉了腰围的更多尺码。如果他在两周时停止节食,他的血糖很可能还会反弹。

并不是每个人都需要完整地完成 8 周计划。如果你开始时是个前驱糖尿病患者,或是很苗条,那么两周时间可能足以让你达成目标——在这种情况下,你可以转而进行日常式 BSD(详见后文)。

不过,大多数超重的糖尿病患者可能需要奋力前行。但愿你不仅仅是在遵循减重计划,同时也提升了自己的活力并练习了正念(见第八章和第九章)。重要的是你的感觉——你在积极应对它吗?下面有一些问题,你可以问问自己:

1. 你的体重在以稳定的速率下降吗?到第 2 周周末时,减重速度可能会放慢一些,但它应该仍是快速的。

2. 你更好地控制住了自己的食欲吗?大多数人称,在第 2 周末尾时他们已经不觉得那么饿了。

3. 你的血糖水平下降了吗,还是说它们仍然停留在原处?

4. 你睡得好吗?如果你夜不能寐,可能会想要略晚一点再吃主餐。

5. 你便秘吗?如果是,那我建议你喝更多的液体,并且食用更多的富含纤维的食物,即无淀粉蔬菜。

6. 你节食时是否带着情绪?你可能会觉得比往常更急躁些,不过我更关切的是,你是否在较长时间里情绪低落。

7. 你是否尽力在大多数时间里坚持节食食谱?

如果否定的回答超过了两个,那这可能不是适合你的食谱。但我不是要你放弃,建议你试一试我所称的 5:2 轻断食法——一周中有 2 天将卡路里摄入量控制在 800,而在剩下的 5 天里坚持某种地中海式低碳饮食(详见后文)。它见效的速度会更慢些,不过只要你的体重能下降,它就仍然有效。

两周后做一次回顾总结是有原因的,这段时间足够长到让你融入计划的节奏中。希望你能感觉到更多的自控力,更瘦、更有活力。不过我也希望你没有过于强迫自己,就算你非常健康,节食也会是很艰难的过程。如果你是个糖尿病患者,那么困难将会更多。

最近约翰联系了我,他是一位 50 多岁的美国人。约翰一向都健康且精力旺盛,但在今年早些时候,他开始觉得疲累,并且总是非常渴。于是他找医生做了一次血液检测,发现自己的血糖水平高得不可思议。

医生认为约翰一定是个 II 型糖尿病患者,这很可能是因为他到了年纪。但是约翰很瘦,而且 DXA 扫描显示他几乎没有内脏脂肪。尽管如此,他依然想试试极低碳饮食是否能对他有所帮助,结果是没用。

两周后,他体重下降了,但仍觉得不舒服,而且他的血糖依然失控,甚至已经需要药物治疗。他又回到医生那里,医生判定他可能不是 II 型糖尿病,而是晚发 I 型糖尿病。

大多数 I 型糖尿病患者都是在儿童时或刚成人时发展出病症的，但有些人发病的时间要晚许多。约翰的血糖问题并不是过多的肝脏脂肪引起的，而是因为自身的免疫系统损坏了胰腺。现在他通过药物和相当低碳的饮食控制血糖水平。

因此，约翰的故事是为了让大家有所警惕。理查德则有另一个完全不同的故事，他证明了，如果你的问题真的源于过多的内脏脂肪，那么快速减重将变得极其有效。

"同事开始叫我'正在消失的人'。"

我们都有不同的临界点，每个人血糖水平出现显著改善的时间点实在是完全不同。理查德·道蒂在 11 天里控制住了自己的血糖，这时间比一般家庭的暑假更短。

这位 59 岁的新闻工作者是如何做到这一点的？他选了他妻子去南非的时间，"我不想让她担心，她可能会觉得我有点疯癫了"，而且这段时间的日程表里没有什么重要的家庭活动。"大概有 5 个月时间，我一直在找一个我知道自己可以坚持到底的时段。"

与此同时，他也完全下定了决心。"看到诊断时我完全惊呆了，但是我也可以一门心思地做事。"

他确定自己可以完全像以前一样生活。（只不过要喝很多健康汤羹，而且在 7 月就开始觉得冷。）他继续上班，甚至还玩板球。

节食中最艰难的事是什么？

是所有人都对他说他看起来太瘦！因为道蒂是我之前提过的

那种外瘦内胖的人——TOFI，发现血糖问题时，没人比他自己更震惊了。在他开始减重时，人们告诉他他已经骨瘦如柴了。"同事开始叫我'正在消失的人'，"他说，"但是看起来太瘦总好过失去一只脚。"

他在 11 天里减掉了 4 千克，同时他的血糖恢复到了正常水平。他等了 2 个月才再次去见医生，他的血糖水平仍然离糖尿病阈值相当远。从那以后，他定期检查，不过每次的检查结果都很好。当他提及那次逆转时，你仍然能从他的嗓音中听到那种喜悦。他重新成为非糖尿病患者所花的节食时间，短于一个网球明星赢得温布尔登网球公开赛所花的时间（2 周）。

4 周回顾

在你的节食大冒险过程中，第二个关键的时间点是 4 周后。到此时，你的节食历程已过半，事情很可能进行得不错。你应该减掉了很多体重，大部分是从腰上减掉的。你的血糖应该开始稳定在接近正常水平的地方。你对糖分的渴求应该降低了很多。

重新测一次我们的"碳诉求测验"，看看你的进度如何。

如果你在开始节食前进行过血糖测试和扫描，那么理想状况下，在 4 周节点时你应该重新拜访医生，再次做这些测试。

和 2 周回顾一样，在 4 周后有些人已经达成了自己的目标，这些人可以庆祝胜利，然后转而进入维护阶段（日常式 BSD）。其他人可能会发现进展很困难，但别放弃，你还可以换成 5∶2 轻断食或是直接开始维护计划。

那么，到了第 4 周末尾，你可以切实地期待体重和血糖有什么变化。

哦，在泰勒教授的原始研究[38]中，他的志愿者始于超过 90.5 千克的平均体重，到了第 4 周周末平均减掉了 10 千克，其中大多数是脂肪。他们的腰围也减掉了近 8 厘米。此时发生的其他改变包括：

空腹血糖值　　　从 9.2mmol/l 降至 5.7mmol/l

空腹胰岛素　　　从 151pmol/l 降至 57pmol/l

γ - 谷氨酰转移酶　从 62U/L 降至 25U/L

不过，我还是要再次警告，就像之前提到的，泰勒教授做了一次后续研究[39]，这一次参加的人年纪更大，而且患糖尿病的时间更长，他们的节食结果好坏参半。

那些病史少于 5 年的人完成得非常好，但还有一些病史超过 8 年并且在服用众多药物的人，他们的血糖水平就很难有快速的改善。

即便如此，每个人都报告称自己感觉更好了，睡得更好了，并且更有活力了。血压和胆固醇水平也普遍改善。

第 8 周末尾

在第 8 周节食的末尾，你将看到自己的体形和状态有一些巨大的改变，这些改变也可能在更早前发生。你应该有更好的睡眠，真正感觉到成就感。也许你需要买一些新裤子，也许你会在镜子前停下来欣赏自己的不同。现在，把旧照片找出来，再照一张新的，把它们晒到朋友圈或微博上。

在 8 周末，大多数人将实现自己的目标，但有些人并不理想。也许你得减掉更多体重，也许你的血糖或糖化血红蛋白测试结果没有达到你预期的改善效果。如果你觉得自己已走在正确的道路上，只不过走得还不够远，那么我建议你不要再继续每天摄入 800 卡路里，而是转而采取更具弹性的 5∶2 轻断食。

这个时间点也很适合去见见你的医生，重做检测。如果你一直在跟踪记录自己的进程，还可以打印出记录图表，然后和家人朋友一起庆祝你的胜利。

努力到这个程度是一项切实的成就，但你千万不要又过回原来的生活，糟蹋这一切努力。当务之急应该是思考："在今后的人生里，我要如何保持现在的状态？"

日常式 BSD

你肯定知道，有许多人费尽千辛万苦才减掉一些体重，但在节食计划完成后，这减掉的体重有一部分甚至大部分又反弹了回来，但这并非不可避免。你必须完成的一项主要工作，就是创造一种你可以坚持下去的生活方式。如果你的计划是避开所有喜欢的食物，外加每天跑 30 千米，那它一定会失败，要现实一点。

不要丧失信心，有很多人减掉了体重并一直保持良好。我 3 年前减掉了 10 千克，之后偶尔也会反弹 0.5~1 千克，但我发现自己可以再迅速把它减掉。

我确信，之所以能成功保持体形，主要原因是我告别了大吃含糖碳水化合物的时代，遵循了地中海式饮食计划，再加上增加运动量和练习正念（见第九章），这一切都有助于我将糖尿病控制在外。

下面列了一些我认为很有益的做法，也是我现在的生活方式。这些建立在我和节食专家的无数交流上：

* 我们尽可能每餐都在餐桌上吃。如果你一边忙碌一边吃，或是坐在电视前面吃，你会吃得很糟糕，并且一直吃到远超过平常觉得饱的分量。关于这一点有一个惊人的例子：南加州大学的研究者给进电影院的人分发不新鲜的成桶爆米花。尽管味道很可怕，习惯在电影院里吃爆米花的人仍然大口大口地把它们吃下去了。[40] 这表明了，当我们分心时，根本不怎么注意自己在吃什么。

* 我尽量吃慢一些。吃下去的食物要花一些时间才能到达小肠，那里的细胞会分泌一种叫 PYY 的激素，这种激素会告诉你的大脑："我饱了。"正因如此，如果你吃得慢，你就会吃得少。我经常会把刀叉放下一会儿，尽量等上 30 秒左右再拿起它们，现在我还会在不饿了以后把食物剩在盘子里，这一切都和我成长时受到的教育相悖。

* 我不吃某些"节食"产品。因为它们经过层层加工，并且常含糖分或甜味剂，这些东西可能无法切断饥饿信号。

* 我经常喝汤。它们让人觉得饱足，并且便宜又实用。我们常常用剩下的蔬菜做一大锅汤，没吃完的部分就放在冰箱里。

* 不喝太多酒精饮料。酒精饮料包含足够多的热量，让你无法抑制自己，从而使你更想去吃点心。我已经改喝红葡萄酒，并且尽量只在吃饭时喝酒。我还会把酒瓶留在房间那一头，因为我知道，如果我

必须起身去拿酒瓶，那我就不太可能经常倒酒。出于类似的原因，我们把盐放在橱柜里，而不是放在餐桌上；如果有多余的食物，那它们会被留在锅里——在必须穿过整个房间的前提下，我再去添饭的概率会更小。

* 将诱人的食物驱逐出房间或是驱逐出视野。孩子们有时会偷偷把巧克力和饼干带进屋来，但他们很了解情况，所以不会把它们留在任何能被看到的地方。在康奈尔大学一次有趣的研究中，研究者们拜访了纽约州锡拉丘兹的各个家庭，给人们的厨房拍照。他们发现，他们可以根据一个家庭留在视野范围内的食物预测这家人的体重。比如说，如果能一眼看到早餐谷物，那么这家人的平均体重要比把谷物食品藏起来的家庭重 10 千克。大家都说早餐谷物很健康，但事实并非如此。[41]

* 别让橱柜空空如也。如果家里没有食物，你就很可能会叫外卖。要确保家里有足够的健康食品，如坚果、酸奶和鸡蛋。常常在冰箱里储存蔬菜沙拉，如胡萝卜、青椒或番茄，还可以放点萨尔萨辣酱或鹰嘴豆泥，因为你总有些时候无论如何都想吃点东西。把健康食品放在冰箱中和视线平齐的那一层，任何不健康的含热量食物都应该被包裹起来，放在冰箱底层，这样你就不太可能看见它。我的弱点是烤面包，我曾经建议妻子把烤面包机扔掉，但她拒绝了。于是我把无盐坚果放在烤面包机旁边，当我想要吃面包加果酱时，就会转而去吃坚果，大多数时候是这样。

* 我每周称好几次体重。体重秤常常难以捉摸，有时我的体重就像悠悠球一样忽上忽下。有很多人认为每周称体重的次数不能超过一次，

不过最近的一次研究结果表明，称的次数多些更好。在这次特别的实验中，他们跟踪调查40位参加某项保健计划的人，有些人每天称一次体重，有些每周称一次体重，还有人每个月一次或几乎完全不称。人们称体重的次数越多，他们减掉的体重就越多。[42]

* 使用腰带。当腰带又开始变紧时，你就会注意到不健康的脂肪又增加了，使用腰带是最能够确定此事的方法之一。

* 当我们出门吃饭时，我会确保服务员不把面包篮放在桌上。我坚持只要一道菜，用很多蔬菜代替米饭或土豆。我很少要甜点，如果点了甜点，我通常会和别人一起分享。研究表明，黏稠美味的食物只需要一点点，就能让你和吃了一大份一样满足。

* 我尽量不在肚子饿时出去买东西，我要用健康的食物填满至少半个购物篮。在买蛋糕时，我总是要看看它的标签。如果标明的卡路里和糖分数量巨大，我就会把它放回架子上。我过去会骗自己说，如果买了蛋糕或饼干，我只会吃一点点，但我现在知道那不是真的。同理，我绝不买大条的巧克力，无论它们打了多少折扣。

* 我总是爬楼梯，而且通常我尽量跑上去。想到有多少人乘坐电动扶梯上楼，我就觉得很可惜，因为自己走上楼能多燃烧掉不少卡路里。

* 当我非常想吃甜食时，就会买无糖口香糖。这种欲望完全在于想象禁忌食物的味道和质感——用力咀嚼口香糖时几乎没法想起巧克力的味道。

* 我们养了一条狗，它叫塔里。我们一天至少要带它去散一次步，否则它就会大声吠叫。不过，如果你住在城市里，或是更喜欢

猫，这条建议就不那么有用了。

* 保持忙碌。培养一个新爱好，它应该让你的身体和头脑都保持活跃。我在节食时学了拉丁舞，它让我的心脏加速跳动，并且在精神上富有挑战性。

* 我向"3件好事"致谢。它们源于美国心理学家马丁·塞利格曼的一个概念。在一天终结的时候，你要做的就是想一想／写下这一天很不错的3件事，以及它们为何不错。它们不必是什么大事，也许只是有人称赞了你，或是你看到了很美的夕阳。关键在于它们使你的注意力集中在积极的方面，这是个点亮心情、增强韧性的好办法。

* 我尽可能每周禁食一次。我会在某一天尽量12小时不吃东西。短时间禁食对健康有很多益处，它还能提醒我，我能控制饥饿，而饥饿不能控制我。

稍微轻松一些的BSD——5∶2轻断食

我们每个人都不一样。许多人发现一天800卡路里居然很轻松，他们完全能够坚持下去，这其中包括那些为本书提供研究案例的人。它对那些有动力的人十分有效，我希望它在你身上也能起到同样的效果。

但是没有哪一种节食计划能适合所有人。如果你开始实行它却感觉不舒服，或是你发现每天800卡路里太艰难或太麻烦，以至于无法坚持整整8周，那我会建议你采用5∶2轻断食法，它是另一个更温和的选择。

5 : 2 断食非常简单。一周中的 5 天里，你不需要计算食物的卡路里，只需简单地实行我之前描述过的低碳地中海饮食。而后，剩下的 2 天里，你可以根据书中的菜单，将每日摄入的热量减到 800 卡路里。你可以根据自己的行程随意选择一周中的 2 天，不过最好将它们固定下来以便形成习惯。可以选择连续的 2 天，如周一和周二，或者你喜欢将它们分开，如周一和周三，只要对你有效就可以。

采用这种方法，体重降低的速度肯定比不上每天摄入 800 卡路里，但它还是比传统的节食方法更有效。研究表明，5 : 2 断食法更容易坚持，你能更快地减掉脂肪（而不是肌肉），另外你的胰岛素敏感度还将有更大的改善。[43]

在《轻断食》初版中，我建议男性坚持一天摄入 600 卡路里，女性一天摄入 500 卡路里，每周坚持 2 天。将摄入量增加到 800 卡路里并没有多么大的不同，尤其是在另外 5 天都坚持低碳饮食的情况下。

我自己就是通过 5 : 2 断食法逆转了糖尿病，而自从我写了那本书，就有许多糖尿病患者给我写信，其中包括利奥，他患 II 型糖尿病已有 12 年。

虽然一直在进行药物治疗，利奥的血糖问题还是越来越糟糕，到了 2012 年，医生告诉他，他需要开始注射胰岛素了，但是利奥选择了我的 5 : 2 断食法，在 3 个月里减了 20 千克，从而摆脱了药物。3 年后，他的体重又回升了几千克，但他的血糖水平还是很正常。

关于体检我应该做什么

如果你是位前驱糖尿病患者，并且自己有血糖监测仪，那么我会建议你至少在开始时每个月做一次空腹血糖检测，以确保血糖在监控之下。你还需要请医生每年为你检测血糖状况。如果你又恢复了过去的生活方式及活动量，那么随着时间推移，你很可能再次成为前驱糖尿病患者。

如果你是 II 型糖尿病患者，你就需要请医生定期为你做糖尿病检测，通常它至少一年一次。如果你的血糖水平能保持在正常范围内，那医生可能会很高兴地降低检查频率。但请不要完全终止检查，因为你一定要确保自己的肾、眼睛、脚、心血管系统和其他器官未受影响。

如果事情往不好的方向发展，我该怎么办？

首先，回顾你的食谱：你是不是偷偷加入了超过需求量的高升糖指数的简单碳水化合物？你的食物分量是不是偏大？如果你真心希望留住健康，就必须有所行动。你可以简单地删除自己偷偷加入的多余食物，又或是多用几周时间进行轻断食（见上述5∶2断食法）。有些人用5∶2断食法作为维护计划，也有人采用6∶1法，即坚持每周一天的800卡路里摄入量。研究表明，哪怕每周只节食一天，你的代谢也能从中获得益处，如胰岛素敏感度的改善。

接着，回顾你的运动和行动程度：你是否还在爬楼梯、每天散步、找时间做某种抗阻运动（见第八章）？

你在人生中是否经历过一段分裂又紧张的时期？如果是，那么升高的皮质醇将扰乱你的血糖水平。第九章的内容完全是关于抗压与减少安慰进食的技巧。

最后，别沮丧，也别放弃。体重在停止节食后有所反弹是很正常的，所以不要责备或惩罚自己，关键是要尽可能迅速地重回正轨。本书提供了科学的指导和大量建议，但重要的是你应该对这些建议进行调整，使它们适合自己。加入志趣相投的网络共同体是非常有益的，它能让你了解科学的最新发展，或者是与他人分享体验。

第八章 花最少时间获得最大利益的运动计划

运动对健康来说非常重要，在你难以控制血糖水平的情况下就更是如此。就像我们看到的，大多数 II 型糖尿病患者一开始是出现了胰岛素抗性，他们的身体不再对胰岛素产生反应，这迫使胰腺生产出更多的胰岛素。要降低胰岛素抗性，最迅速、最有效的方法是多做运动。[44]

问题是，许多人觉得做运动是件苦差事，而这里有一份运动计划，可以让你花最少的时间获得最大的利益。

简单的开始中最简单的一种

你可以做的第一件且最简单的事是站立 30 分钟。你应该从节食第 1 周开始这么做，或者现在就放下书站起来。

久坐等于谋杀的证据可以回溯至 20 世纪 50 年代，当时一项研究对比了公交车售票员（站着）和公交车司机（坐着），结果表明司机患心脏病的风险是售票员的两倍。[45]

从那时以来，人们久坐的时间越发长了。我们坐着工作、坐在车里、坐在家里，从一个座位移到另一个座位。我们许多人在大半醒着的人生中都是一屁股坐在电脑或电视前，每天至少 8 小时。

这种做法对我们身体造成的影响是非常可怕的。史上进行过的最大型的研究之一囊括了近 80 万人，研究发现那些久坐的人：

* 发展出 II 型糖尿病的可能性翻倍。
* 死于心脏病发作或中风的概率翻倍。[46]

换一种说法就是，你为了看电视之类的事每坐 1 个小时，就相当于减少了 20 分钟的寿命。[47]

重点不仅在于坐着的时间长度，还在于时间的连续程度。在澳大利亚最近的一项研究[48]中，研究者们募集了 70 位健康的成人，要求他们坐 9 个小时，每过几个小时他们就必须吃饭，然后检测血糖和胰岛素值。完成后，他们又重复了一遍这个过程，只不过这一次他们每 30 分钟就站起来走一走。

仅仅是每 30 分钟站起来走一走，就使他们的血糖水平降低了 39%，而胰岛素水平降低了 26%。

所以，请使用闹钟软件，让它每 30 分钟提醒你动一动。

如果你经常看电视，就设一个定时器，并在广告时间四处走走。你可以把闹钟放在另一个房间里，或是把遥控器放在电视旁边，这样你就必须站起来换频道。电视就是设计来引诱你的（这一点我知道，因为我在这个行业中工作），而唯一能与它阴险魅力抗争的途径，就是意识到它的危险性。

站起来

如果你坐得少，那你就可能站得多。包括达·芬奇和海明威在内的许多名人在内，他们最棒的作品都是在站立时创作的。

但是，这种做法实用吗？我们站立得更多又会有多大区别？为了找到答案，我观察了约翰·巴克利博士和切斯特大学的研究团队所执行的一次简单实验[49]。他们要求 10 位在办公室中工作的人在一周中每天至少站立 3 个小时工作。他们的普通办公桌被挪开，换上了特制的站立式办公桌。

所有的志愿者都配备了加速计，这是一种运动监控设备，用来记录他们在做事时有多少运动量。他们还佩戴了血糖监测仪，以便研究者实时测量他们的血糖水平，日夜如此。

有些志愿者在开始前就紧张了，说了一些类似"我觉得我的脚会受伤""我的背会承受不了"，或"我从来没站过 3 小时这么久"的话。

结果他们全都坚持住了，其中一位患了关节炎的女士发现，站立实际上改善了她的症状。

但这对他们的机体造成了什么影响呢？我们的第一个发现是，志愿者的血糖得到了更好的控制。在用餐后，他们的血糖降到正常水平的速度远比之前快得多。

而且他们每个小时就多燃烧掉 50 卡路里。如果你每天站 3 个小时，站 5 天，那就意味着每周多燃烧 750 卡路里。坚持一年，总计就是 3 万卡路里，或是大约 3.5 千克脂肪。

"相当于一年跑 10 次马拉松，"巴克利博士说，"只需要你每天站 3~4 个小时。"

我们无法全程站着工作，不过哪怕最小的调整也会有所裨益，如站着接电话，或是走到同事身边去谈话而不是发邮件。

走一走

比站立更好的是走路。走路是伟大的长寿秘方，你应该尽力每天走 10000 步。如果要维持健康和体重，这是我们建议的最低步数。

在第六章的"开始前的准备工作"中，我要求你记录自己通常一周会走多少步，这样你才能监控其增长。

你不可能指望千米数从 0 直接升到 100，所以请以稳定的累积为目标。大多数人每天平均走大约 5000 步，那些年纪更大或超重的人则更少。如果你在执行 BSD 的过程中每周把每日步数增加 500 步，到第 8 周末尾，你将接近神奇的 10000 步。

也就是说，如果你平常每天走 5000 步，那么在第一周，你的目标应该是做到每天 5500 步，第二周则是每天 6000 步，以此类推。你会发现，在减重的同时，你将变得更有活力，并且更愿意去运动。

由于你将走得更多，你应该花些钱买更舒服的鞋子，甚至可能想要买专业运动袜，它们有额外的垫料。

那么，你准备如何提升每日步数？理想上你应该把它融入日常生活，这样它就不会是件麻烦事，而只是一件你无须多想的事。

我的个人原则：

1. 我总是爬楼梯。我在伦敦市中心一座建筑的 7 楼上班，从 1 楼到 7 楼共 200 步。我每天至少上下两趟楼，加起来就是 800 步。

2. 我在自动扶梯上也总是走或者跑。

3. 当我在伦敦市中心活动时，只要路途少于 3 千米，我总是走路；若是多于 3 千米，我就骑自行车。我有一辆折叠自行车，我把它喷成了亮绿色，这样比较不容易被偷走。大多数日子里，我都将它带到上班的地方。

4. 我住的地方离当地的火车站 2 千米，要上一个陡坡。在家和火车站之间，我通常走路或骑车，走 2 千米大约是 3000 步。

以下是另一些办法，可以让更多步数融入你的生活：

* 搭乘公共交通工具，早一站下车。

* 听运动音乐或有声读物，它能让步行变得更加愉快。

* 去商店或超市时，把车停在停车场的另一头。

* 在机场等飞机时，四处逛逛而不是干坐着消磨时间。在飞行前步行有助于调整时差。

* 工作时，只要没有会议就四处走走。走到同事身边沟通，而不是发邮件。打电话时站起来。（研究表明，站着通电话能让你的声音听起来更坚定自信。）

*参与各种需要更多动作的活动，如园艺、绘画或舞蹈。

* 放假时，加入远足活动。这些活动通常是一群人一起，时长1~2个小时，由博学且热情的前辈带领。我的孩子们并不喜欢步行，但现在他们对此非常热衷。

*加入一个步行团体，或是自己建立一个。蒂姆和克莱尔是我的两个朋友，他们来自澳大利亚。我们每年都会和他们一起花三四天时间进行 次小型的环英远足，如从海岸到海岸（从英国的这一侧走到另一侧）。我们一天走20千米，以此度过一个长周末。

小窍门：如果你希望从步行中获得最大的回报，那么与其悠闲地散步，不如提高速度迈步快走。

在丹麦的一项研究中，32位糖尿病患者被分成两组。一组以适中的速度每周步行5小时；另一组先快步走3分钟，再慢步走3分钟，如此交替，也是一周步行5小时。4个月后，快慢交替的那一组平均多减重3千克。[50]

力量训练

在30岁之前，你的肌肉群会越来越壮大。在这之后，如果你不使用它们，它们就会变小。30岁之后，每10年你的肌肉质量就会下降5%。

为了维持肌肉，你必须进行某些形式的抗阻训练。你可以去健身房，也可以做我所做的训练。后者是一个简单的体系，它可以随时随地进行。

使用我的训练体系，你将尽可能多地锻炼主要肌肉群，并且每次更换一组，这样暂时不用的其他肌肉群就可以休息一阵子。我从运动上半身开始（俯卧撑），接着锻炼中心躯干（仰卧起坐）或腿（深蹲）。

　　我的锻炼方式是基于《美国运动医学学会健康健身杂志》的一篇论文。[51] 每周至少完成 3 次锻炼，将它作为早晨的第一个任务，只需要花几分钟。

**　　我最喜欢的运动是俯卧撑、深蹲、仰卧起坐、二头肌训练和平板支撑。**

　　俯卧撑：脸朝下，手掌撑地与肩同宽，前脚掌触地。保持身体平直。俯身直至肘部呈 90 度，然后推掌起身。如果你觉得这太难，那就以膝盖着地完成。

　　深蹲：两脚分开站立。屈蹲臀部以下的部位，将重心保持在脚后跟。注意保持背部挺直。继续下蹲，直至你的腿弯成 90 度角——想象你正准备坐上椅子。脚部发力站直，保持背部挺直。深蹲作用于机体中最大的肌肉群。如果你热衷于此，你还可以负重以增加难度。

　　仰卧起坐：仰面躺下，膝盖弯曲，脚平踩在地板上，两手放在头侧。卷曲身体上部，但后腰不离开地板。确保你的下巴往胸部收拢。当肩膀和上背部离开地板时，往后屈回身体。

　　二头肌训练：这个运动需要手握小块重物。两脚分开站立，双手放在身侧，一只手中抓着小块重物。然后，你的胳膊依然保持在身侧，但屈起肘部以抬手。将重物换手握住，重复以上动作。

平板支撑：脸朝地板，以前臂和脚尖支撑身体，使身体从头到脚保持平直。确保身体中段没有抬起或塌下。收紧臀部，尽可能久地保持这一姿势。记住，这个动作正确时不会造成后腰疼痛。

我建议你从节食第一周开始，以 10 个为一组练习这些动作。（平板支撑一组坚持 20 秒。）也就是说，10 个俯卧撑、10 个仰卧起坐、10 个深蹲。第一周完成 3 次 1 组动作，第二周以 3 次 2 组动作为目标，第三周 3 次 3 组动作。

加大强度

标准建议是每周至少 150 分钟温和的有氧运动（步行、游泳、剪草坪）或是 75 分钟激烈的有氧运动（跑步、骑自行车、跳舞），我们大多数人离这个标准还很远。

这也是我喜欢高强度间歇性训练（HIIT）的原因，这是一种完全不同的训练方式。它用时很短，但是很激烈。我在家完成它，不过最好还是在体育馆之类有监督的环境下完成它，至少在开始时如此。和其他形式的练习一样，明智的做法是在开始前先和医生商讨，如果你正在接受药物治疗，那就尤其如此。

高强度间歇性训练

4 年前，伦敦国王学院杰米·蒂蒙斯教授向我介绍了这种运动方式。我第一次遇到他时，他对我说，我只需要每周花 3 分钟时间快骑自行车，就能从中获得运动所拥有的大部分重要益处。这个说法让我很震惊，因为它听起来棒得令人难以置信。但我一向热爱面对挑战，所以我决定试一试。

在开始前，他们先给我抽了一点血，测量了我的空腹胰岛素和血糖值。接着，在之后的 6 周中，我遵循蒂蒙斯教授建议的锻炼体系，每周 3 次跨上健身车踩踏板。开始时真的相当艰难，但我很快适应了。我的家人也习惯了我拼命逼迫自己时发出的奇怪咕哝声。

到第 6 周末尾，我回到蒂蒙斯教授的实验室再次抽血，发现我的胰岛素敏感度惊人地提高了 24%，这明显符合他们的期望。（有些人提高得更多，有些人则较少。）

那么它是如何作用的呢？

根据杰米的说法，当你在做一些非常活跃的运动时（如 HIIT），你在分解机体储存的葡萄糖，它们原本作为糖原存放在肌肉中。将这些糖原储存量消耗一空后，机体就能在餐后从血液中将更多糖分抽取到这些留出的空间中。

比起普通的运动方式，实行 HIIT 的人能减掉更多的腹部脂肪。就如我们之前看到的，这一点很重要，因为腹部脂肪与患上糖尿病和心脏病的风险息息相关。

为新手准备的渐进体系

我喜欢 3 组 20 秒的运动方式，但是你应该从不太苛刻的运动开始，除非你本来就非常健康。接下来的运动方式是为 II 型糖尿病患者和不太健康的人准备的：

第 1 周。在健身车上慢踩几分钟。当你觉得自己准备好时，可以将它加速，然后用力踩踏对抗阻力约 10 秒。接着重新放缓速度，调整呼吸，如此交替，直至累计运动 10 分钟。第 1 周时，你需要完成这个过程 3 次。

第 2 周。重复上述过程，不过这一次，你要在 10 分钟的健身车运动中加入 2 次 "10 秒爆发"。每次爆发都要用几分钟的慢踩隔开，让自己有时间恢复体力。

第 3~4 周。你可以把短时爆发的时间拉长到 15 秒了。因此，你要做的是 2 组 "15 秒爆发"，总计 10 分钟健身车运动，每周 3 次。

第 5~6 周。试着在 10 分钟内加入 2 次 "20 秒爆发"。你可能乐意超过 20 秒，但请不要这么做。把爆发时间拉得过长，不会让你的状态变得更好，反而可能更差。

第 7 周及之后。你可以坚持做 2 组 "20 秒爆发"，或是尝试 3 组 "20 秒爆发"，不过要确保没有过度逼迫自己。

我的运动体系包括一周 3 次的健身车运动，每次 3 组"20秒爆发"。你只能在有一定健身基础的前提下尝试这个强度。如果你身体不够好，应该从我之前所说的新手体系开始。

　　1. 跨上健身车，缓慢踩踏做一次短短的热身，抵抗有限的阻力。你只需注意大腿的用力方式。

　　2. 在几分钟后，开始加快踩踏速度，然后迅速加大健身车阻力。

　　你要根据自己的力量和健康程度选择阻力值。这个数值要足够高，你应该在 15 秒冲刺后还能感觉到它。

　　在 15 秒后，如果你还能不太费劲地以相同速度抵抗阻力，那你选的阻力值就不够高。不过，它也绝对不能高到你在 15 秒后完全踩不动，这需要多加实验。你应该发现自己越来越有力量，可以应对越来越高的阻力值。你追求的不应该是速度，而是力量。

　　3. 在第一次爆发冲刺后，降低阻力，做几分钟慢踩，好调整呼吸。

　　4. 开始第二次爆发冲刺。

　　5. 在跨下健身车之前，先完成几分钟慢踩，以使心跳速度和血压回到正常水平。

　　我完成这整个过程需要的时间少于 10 分钟。

总结：

＊ 每 30 分钟站立一会儿。

＊ 以目前的步数为基础，每天增加 500 步，直至每天步数达到 10000 步。

＊ 做力量训练，一周 3 次。开始时放缓速度，每周往上增加强度。

＊ 如果你想尝试 HIIT，最好是在健身房开始，因为在那里可以得到适当的监督。

第九章　厘清头绪——多想也会
提高你的血糖水平

　　压力和血糖问题密切相关。高水平的应激激素皮质醇会使你的肌肉和其他组织更具胰岛素抗性。压力会削弱胰岛素将糖分存入细胞的能力。应激激素也会刺激你的肝脏，使它往血液中释放更多糖分。

　　压力也是失眠和增重的主要诱因之一。当你觉得紧张时，更渴求碳水化合物和安慰进食。

　　为了长久地保持体形，你需要改变对食物的态度以及应对挫折的方式。对于许多重新控制住血糖水平的人而言，这种体验改变了他们。记得卡洛斯吗？他病得那么严重，以为自己就要死了，但现在他作为糖尿病战友努力帮助暴食患者。杰夫·惠廷顿也是一位糖尿病斗士，听众们喜欢他，因为他们能对他的经历产生共鸣。经常早餐吃甜甜圈的芝加哥记者鲍勃·史密特纳正在训练，准备参加马拉松比赛。他们能保持减重后的体形，一方面是因为他们把减重视作自我的一部分，另一方面是因为他们没有忘记自己经历过的艰辛。

见习护士凯西有力地认同了这一点，她写道："再也不需要使用胰岛素是这个世界上最棒的事。每当我想吃点不应该吃的东西时，就对自己说'如果吃了，你就要重新打胰岛素了'，然后那种念头就消失了。我在食物的牢笼里待了太久，总是想着我想吃什么，等到吃了以后，又对刚刚吃了这种东西感到内疚。我现在再也不这么做了。我现在想的是人生、生活，以及有这么多事情要做！"

即便如此，依然会有一些艰难又紧张的日子，事情变得一团糟，你的手又伸向了一大桶冰激凌或家庭装大板巧克力。如果你投降了（我们大多数人在人生的某一刻都会做这种事），那就要谨防通常的饮食陷阱——灾难性思考。

想象一下，不管是为了什么，总之你在食物上挥霍了一把。你不去想"这是暂时的，我只是普通人"，而是对自己说"我是个软弱的失败者，我永远都不会成功，永远都没办法离开糖分，不如现在就放弃算了"，一头扎进灾难性思考的后果就是灾难性的暴食。

我最近看了一个电视实验，在实验中，一群节食者被分成两组，然后分别上了一次蛋糕制作课。

在他们开始前，A组的人被分到一块蛋糕。等他们吃完后，他们被告知刚刚吃了750卡路里。

B组的人也被分到同样的一块蛋糕，但他们被告知这块蛋糕只有190卡路里。

接着两组人都花了一个下午做蛋糕，而这一切被秘密地摄录了下来。

A组觉得自己早已打破了节食计划，就决定"管他呢"。他们开始大吃特吃多余的蛋糕，最后总共吃了将近 2 千克蛋糕，而他们只有 4 个人。B 组认为他们只是小小地款待了一下自己，于是要比 A 组克制得多。尽管他们也吃了一些多出来的蛋糕，但总量要比 A 组少很多。

从这里我们得到的教训是，小心那些狡猾的心理学家，但同时也要小心灾难性思考。反击它的一个方法是意识到自己正在这样思考，另一个方法则是练习正念。

正念——减少压力

我们许多人在人生中总是满脑子自我批评和无益的念头，而每一个念头都在争夺着自我的注意力。这种持续的精神纠结可能导致饮食过量、自我厌恶、抑郁和失眠的恶性循环。

"振作起来"这句话很少有用，但你可以让自己更加"警觉"，以此抗击那些消极的想法。不要困扰于自己的念头，你应该抽出时间，以一种更客观、更理性的方式来看待自己以及自己的想法。

正念是传统冥想的一种现代方式。好消息是，你不必信仰宗教，也不用躲到寺院里去完成它。

你可以购买关于正念的书籍，不过正念真的不是什么必须去读的东西，它是你需要去做的事。我推荐你加入相关团体，或是下载相关音视频。

当我在进行一次正念时，我会坐在一张舒适的椅子上，打开音视频，把双手放在大腿上，闭上眼。然后，随着指引，我会在接下来的几分钟里尽量专注于我的呼吸。

我把注意力集中在呼吸上，感觉它穿过鼻腔，充满胸腔，张缩我的胸腔。我尽力保持对这一任务的专注，当我发现自己的念头转移到别的事情上时（它们总是会的），我就将它们收回到我的呼吸上。

我尽力将自己的念头看作漂浮在意识海中的气球，一旦我意识到它们的存在，就任由其漂荡。

尽管我说"任由"，但刚开始时你几乎完全无法制止自己去想截止期限、食物、财政透支、孩子、前合作伙伴等，你可能会开始想："这没用，麦克尔·莫斯利到底要我干吗？"把这些猜疑放到一边，这事会越来越容易。和所有技能一样，熟能生巧。

正念可以在转瞬之间变得非常有效。在最近的一次研究[52]中，研究者招募了 15 位志愿者，他们从来没有尝试过正念一类的事。志愿者进行了一次脑部扫描，并且填了一份焦虑问卷。

他们在 4 天里分散地完成了 4 次正念训练，然后又重复了一次测试。他们的焦虑度下降了 39%。测试结果还表明，大脑控制担忧的区域活动性增强了，尤其是腹内侧前额叶皮层和带状前回。这个结果支持了以下主张：正念能加强我们忽略消极思维和情绪的能力。

如果想要领略一下正念能达到的效果，你可以尝试下列的一种或两种练习：

呼吸练习

走进一个安静的房间，闭眼坐下。用鼻子吸气呼气，吸气时慢慢数到 4，而后呼气时也慢慢数到 4。呼吸尽可能轻浅，不要让胸膛有起伏。定时练习 3 分钟。

渐进式肌肉放松

20 世纪 20 年代，艾文·积及迅^①医生研发出了一种可以让特定肌肉群收紧和彻底放松的技术。在《糖尿病护理》杂志上出版的一篇研究报告表明，5 周这样的治疗有助于降低血糖水平。如果有人指导你的话是最容易的，胜过一边读这本书一边尝试！或者你也可以录下自己的声音来引导动作。

坐在椅子上，双脚平踩在地板上。闭上双眼。当你收紧一块肌肉时，保持紧张 5 秒钟，然后放松 30 秒，接着进行下一轮收紧动作。完成后，深呼吸并伸展肢体。

右手和小臂：握紧拳头，然后放松。

右上臂：弯曲胳膊收紧肌肉，然后放松。

左手和小臂：握紧拳头，然后放松。

左上臂：弯曲胳膊收紧肌肉，然后放松。

前额：抬起眉头，然后放松脸部。

眼睛和脸颊：眼睛闭上，然后放松。

嘴和下巴：咬紧牙关，拉下嘴角，然后放松。

---

① 美国医生，专长于内科及精神科，同时也是一位病理学家。——译者注

肩颈：将双手扣在颈后，将头向后用力抵抗阻力（别移动头部）。上抬肩膀，头部往后水平用力抵抗阻力。

胸部和背部：深深吸气，屏住呼吸，同时向背部收拢双肩，然后任肩部自然垂下，正常呼吸。

腹部：收紧腹肌，然后放松。

右大腿：右脚往前，抵抗阻力，然后放松。

右小腿：右脚后跟抬起，然后放松。

右脚：屈起脚趾，然后放松。

左大腿：左脚往前，抵抗阻力，然后放松。

左小腿：左脚后跟抬起，然后放松。

左脚：屈起脚趾，然后放松。

勇往直前

就是这些内容，有相当多信息要消化。血糖上升是个很严重的问题，但完成的一系列练习告诉我们应该如何抗争并逆转它，这让我深受鼓舞。

它和脂肪的关系很明确，我们饮食中的脂肪含量完全比不上腹部的脂肪、内脏脂肪、渗入肝脏和胰腺的脂肪含量。摆脱它们，或是首先停止堆积它们，那么各种问题都能得到解决。

我们身陷此境的原因有很多，其中包括食品工厂响应低脂饮食信息的方式——它们生产大堆满含糖分的食品。事实表明，潮流已经转向了，消费者说添加的糖分已经成为他们最关心的要素之一。

同时我还认为，我们作为一个社会整体，必须改变过去的心态，不能再认为给我们自己、给我们的孩子无止境提供小点心是一件没问题的事。吃点心不仅仅是一种罪恶的享受，还促进了糖尿病的发展。

　　如果你患上了 II 型糖尿病、前驱糖尿病或仅仅是血糖偏高，那么这本书给出的信息是很明确的：做点什么阻止它。别认为药物能让它变好，或是医生什么都能做到。如果你一直在怀疑自己是否有血糖问题，又或是觉得某位朋友、家人有患病的风险，请去做体检。问题搁置得越久，事态就越严重。

　　制药公司一直在辛勤研发新的药物，医生一直在提高减重手术的操作水平。大量研究资金都被投入到这些方面。

　　但我相信，只要有机会，许多人更愿意通过减重和节食来治愈自己。两年来我一直在撰写本书，在这个过程中，最令我激动的事情之一就是那些鼓舞人心的关于改变的故事，它们的主角彻底扭转了自己的人生。

食谱与
菜单规划

早餐、早午餐、午餐和晚餐的54个食谱

早餐

（低于200卡路里）

● 大黄什锦——160卡路里（1人份）

150 克原味酸奶

500 克食用大黄，削净切成小块

1 个橙子榨汁打碎

1 个柠檬榨汁打碎

1 块生姜削皮，切成碎末

将烤箱预热到180摄氏度/燃气4挡。将大黄、橙汁、柠檬汁碎和姜末放进烤盘。不加盖，在烤箱中烘烤30~40分钟。放凉后，将其倒入密封容器内，可以在冰箱里保存1~2天。将两汤匙大黄什锦放进酸奶里，搅拌食用。

● 百香果和杏仁——170卡路里（1人份）

150克原味酸奶

1汤匙杏仁片

1个百香果

将杏仁片放在干燥的煎锅里，低温烘烤几分钟，直到它们变成金色。将其倒出，等待冷却。

将酸奶倒进碗里，搅入杏仁片。将百香果切成两半，舀出果籽，将其拌进酸奶中。

● 苹果、杧果和榛子——160卡路里（1人份）

150克原味酸奶

1个苹果，去核切丁

1/2个杧果，削皮，切成大块

1汤匙去皮的榛子

将杧果和榛子放进食物处理机中，搅切成粗糙的糊状。将杧果、榛子糊倒进盘子，再放上苹果丁，最后倒上酸奶。

● 杏仁酱配苹果、种子和枸杞——110 卡路里（可制作 4 份杏仁酱）

100 克带皮杏仁

2 茶匙种子和枸杞的混合物

1 个苹果，去核切片

制作杏仁酱时，先将烤箱预热至 190 摄氏度 / 燃气 5 挡，将杏仁放在烤板上，烘烤 10 分钟，然后将它们移出烤箱冷却。接着，将它们放入食物处理机，高速搅拌至细滑状。（杏仁酱可在冰箱中放置 2 ~ 3 天。）将 2 汤匙杏仁酱放在盘子上，将混合的种子和枸杞撒在上面。苹果片摆在一旁，蘸着吃。

● 波多贝罗吐司配轻煎菠菜和鹰嘴豆——150 卡路里（1 人份）

2 个波多贝罗蘑菇

2 把菠菜

2 汤匙罐头鹰嘴豆，洗净沥干

肉豆蔻

辣椒粉

橄榄油

打开烤箱上火。把蘑菇放进烤盘，淋上橄榄油，用一小撮盐和足够多的黑胡椒调味。将烤盘放到火上烤 3 分钟。同时将菠菜放进一个小平底锅中，放一点点水，中火煮至软蔫。沥干后，撒上肉豆蔻。将鹰嘴豆放在碗中，撒上辣椒粉，用叉子粗粗捣碎。将菠菜和鹰嘴豆均分到两个蘑菇中。

● **波多贝罗吐司配山羊奶酪和松子——150 卡路里（1 人份）**

2 个波多贝罗蘑菇

30 克山羊奶酪

1 汤匙松子

1 把细香葱，剪碎

橄榄油

打开烤箱上火。把蘑菇放进烤盘，淋上橄榄油，用一小撮盐和足够多的黑胡椒调味。将烤盘放到火上烤 3 分钟，而后移出，撒上奶酪和松子。将蘑菇放回烤箱多烤 2 分钟。撒上细香葱。

● **无碳伯奇什锦——180 卡路里（1 人份）**

1 汤匙葡萄干

50 毫升苹果汁

2 汤匙研碎的亚麻仁

2 汤匙酸奶

1 小撮研碎的肉桂

1 汤匙核桃碎

将葡萄干放在碗里，倒入苹果汁。将其放进冰箱里冷藏至少 1 个小时，或冷藏 1 个晚上。

要食用时，混入研碎的亚麻仁和酸奶，并撒上肉桂碎和核桃碎。

● 菠菜和豌豆蛋卷——180 卡路里（1 人份）

50 克冻豌豆

1 大把菠菜

2 个鸡蛋

1 汤匙细香葱，剪碎

橄榄油

在平底锅中加水煮沸，放入豌豆煮 5 分钟。起锅时加入菠菜，然后把它们完全沥干。将两个蛋打好，调味。而后加入豌豆、菠菜和香葱，混合均匀。在平底锅中倒油加热，倒入混合蛋液，煎成蛋卷。

● 烤杏仁配酸奶——140卡路里（2人份）

制腌汁：

1茶匙橄榄油

1汤匙新鲜酸橙汁

1茶匙研碎的肉桂

6颗杏仁，剥皮，切成1厘米大小的薄片

4汤匙希腊酸奶

50克覆盆子

1汤匙榛子，粗粗切碎

1把薄荷叶，撕碎

在一个小碗中倒入橄榄油、酸橙汁和肉桂碎，将其搅匀。放置待用。在杏片上轻轻刷一层腌汁，置于烤架下烘烤。其间翻面一次，用剩下的腌汁再涂1~2次，直至它们变软且变成金黄色。每一面烤3~5分钟。和酸奶搭配食用，撒上覆盆子、榛子和薄荷叶。

● 甜瓜、菠菜、蓝莓奶昔——130卡路里（1人份）

1/4个葛利亚甜瓜，切碎

50克蓝莓

200 毫升无糖杏仁乳

2 把嫩菠菜叶

少量葵花子

将甜瓜、蓝莓、菠菜和杏仁乳放入搅拌机中，搅拌至均匀柔滑。放入葵花子搅拌，将它们倒入一个容器或长颈瓶中，放入冰箱冷藏至少 1 小时。（可以在前一天晚上制作。）

● 蓝莓绿茶奶昔——100 卡路里（1 人份）

200 毫升水

1 个绿茶包

50 克蓝莓

2 汤匙希腊酸奶

1 汤匙杏仁

1 汤匙亚麻仁

将水煮沸，放入茶包浸泡 4 分钟。取出茶包，将茶水放入冰箱冷藏，最好冷藏一晚上。食用前，将其他原料和茶水一起倒入搅拌机，搅拌均匀。

● 菠菜和覆盆子——70 卡路里（1 人份）

2 大把嫩菠菜叶

200 毫升椰子汁

1 把覆盆子

1 个酸橙，榨汁

把所有原料混合在一起，冷藏后饮用。

● 3 杯饮——90 卡路里（1 人份）

1 量杯绿色蔬菜（如食用甜菜、小白菜、菠菜、羽衣甘蓝、小胡瓜等）

1 量杯液体：可以是椰子汁、杏仁乳，或以水稀释过的原味酸奶

1 量杯水果：苹果、莓果或橙子

将蔬菜和液体混合均匀，然后加入水果，再度搅拌均匀。将其冷冻保存，或置于冰箱中冷藏保存 1 天。

早午餐

（300～400卡路里）

● **蔬菜馅煎蛋饼——320卡路里（2人份）**

2个红菜椒

3根大葱，切碎

2瓣大蒜，压碎

1/2罐400克装的鹰嘴豆，洗净沥干

1茶匙熏制辣椒粉

100克嫩菠菜叶

4个大鸡蛋，打匀

盐和现磨黑胡椒

橄榄油

将红菜椒切成两半或4段，去籽。轻刷一层橄榄油，切面朝下放在烤盘中，开烤箱上火，烤至椒皮变黑起泡。将热菜椒放进耐热袋中，紧紧密封，直至变凉。而后除去焦黑的椒皮，将菜椒切碎。在一个大煎锅中倒油，中火加热，放入大葱和大蒜炒软。而后加入菜椒、鹰嘴豆和辣椒粉，再煎炒大约5分钟。加入菠菜，一直炒至菜叶软蔫。再加入蛋液，调味，轻轻翻动使所有材料融为一体。然后中火煎2分钟即可。开烤箱上火预热到高温，然后将整个煎锅放入，烘烤蛋饼上层。只需一会儿，蛋饼上层就会变成浅金黄色，并向上隆起。即可食用。

● 无碳华夫饼——290卡路里（1人份）

2个华夫饼

2份蛋清加1整个鸡蛋

2汤匙椰子粉

2汤匙牛奶

1/2茶匙发酵粉

橄榄油

草莓

将蛋清打至硬性发泡，拌入椰子粉、牛奶、发酵粉和整个鸡蛋。加热华夫烤盘到最高温，涂上油，或用不粘喷瓶洒上油。将调好的糊状物倒入烤盘，烤至褐色，这个过程需3~4分钟。（如果你没有华夫烤盘，用加热的煎锅也可以。在锅上洒好油，用长勺倒入一半蛋糊，做一个较厚的烤饼。）配上草莓食用。

● 烘蛋配薄荷豌豆和羊奶酪沙拉——3300 卡路里（4 人份）

用来涂锅的黄油

3 个大鸡蛋

125 毫升低脂鲜奶油

1 汤匙搓碎的帕马森奶酪

1 把新鲜罗勒叶，撕碎

300 克豌豆

3 汤匙新鲜薄荷叶，切碎

1 个鳄梨，切丁

1 个柠檬，榨汁

1 汤匙橄榄油

50 克菠菜叶

100 克羊奶酪碎

将烤箱预热至 180 摄氏度 / 燃气 4 挡，在 12 格松饼烤盘上用黄油抹上 4 格。在一碗中搅打鸡蛋、鲜奶油、帕马森奶酪和罗勒叶，直至完全混匀，而后用盐和现磨黑胡椒调味。将蛋糊分在烤盘的 4 个格子中，放入烤箱烘烤 10 ~ 12 分钟，直至鸡蛋刚好凝固。同时，在一个碗中混匀豌豆、薄荷、鳄梨、柠檬汁和橄榄油。食用前，将菠菜叶分在 4 个盘子中，取一些豌豆薄荷沙拉盖在菜上，再撒上羊奶酪碎。搭配烘蛋食用。

● 墨西哥什锦——340 卡路里（2 人份）

1 个红尖椒，纵向撕开，去籽

1 汤匙菜籽油

200 克蘑菇，对半切

1 瓣大蒜，切碎

1 茶匙卡真调料

200 克罐装黑豆，洗净沥干

2 个鸡蛋

1 个熟透的鳄梨，切碎

青柠檬

盐和现磨黑胡椒

将半个红尖椒切成条状，放置待用，另一半切成碎末。在平底锅中以中火加热菜籽油，煎蘑菇约 5 分钟，或煎到呈金黄色。加入切碎的尖椒、大蒜、卡真调料和黑豆，加热约 5 分钟。而后调味，并在煎蛋时为菜保温。用同一个锅中剩下的油煎蛋，生熟程度由自己决定。将蘑菇什锦分到 2 个碗中，每碗上方盖一个煎蛋、一些鳄梨碎和尖椒条。搭配青柠檬食用。

● 清减版鱼蛋饭——360 卡路里（2 人份）

1 大个花菜

1 汤匙橄榄油

1 小个红皮洋葱，切碎

1 个红尖椒，去籽切碎

2 汤匙中辣咖喱粉

1 茶匙芥菜籽

1 茶匙辣椒粉

2 小片熏鲭鱼，剥成薄片

2 个鸡蛋，水煮

4 根大葱，切片

1 把平叶欧芹，切碎

盐和现磨黑胡椒

预热烤箱至 200 摄氏度 / 燃气 6 挡。花菜的梗弃去不用，将小花菜放进食物处理机中，快搅 30 秒。将其倒进碗中，淋一点橄榄油，轻轻抖匀。将碎花菜薄薄地平铺在烤盘中，放入烤箱烘烤 10 分钟。同时，将剩下的油倒入不粘煎锅中，放入洋葱和尖椒以中火加热约 5 分钟。加入所有调味品，继续煎煮 1~2 分钟。将碎花菜搅进洋葱什锦中，而后加入鲭鱼片。充分调味，再度小火加热几分钟。将水煮蛋剥壳，切成 4 瓣。将大葱和欧芹放入花菜什锦中拌匀，分在两个碗中，放上切开的鸡蛋。

● 水煮荷包蛋和鲑鱼挞——320 卡路里（2 人份）

4 个波多贝罗蘑菇

2 片（约 50 克）熏鲑鱼

1 汤匙低脂鲜奶油

1 茶匙芥末

柠檬挤汁

2 把水田芥，切碎

2 个水煮荷包蛋

1 汤匙松子，烤熟

橄榄油

打开烤箱上火，将蘑菇放入烤盘，淋上橄榄油，用一小撮盐和足量黑胡椒调味。在火上烘烤 3 分钟。在每个蘑菇上放一片熏鲑鱼，将鲜奶油、芥末和柠檬汁搅拌均匀，撒在鲑鱼上。在菜上盖 1 把水田芥、1 个荷包蛋，再撒一点松子即可食用。

汤、沙拉和午餐

（200～300卡路里）

● 3种生菜杯（1人份）

将1棵生菜的叶子分拆，取出一团下列任一馅料，用生菜叶包上食用。

螃蟹和芥末——210卡路里

将100克白色蟹肉、1汤匙鲜奶油、1茶匙芥末糊、1小把碎莳萝和1茶匙酸豆混合，往菜中挤入柠檬汁，搅拌均匀。

鸡肉和核桃——300卡路里

将1汤匙鲜奶油和1茶匙芥末糊混合，再往其中挤柠檬汁，搅拌均匀。加入100克煮熟的鸡肉片、1个苹果（去核切片）、1汤匙核桃片和1根切碎的芹菜秆，搅拌均匀。

培根和鳄梨——290卡路里

烤熟2片瘦的外脊培根，放凉后切成细条状。加入半个鳄梨的果肉和一个切成丁的小萝卜。用汤匙背面轻柔地将它们拌匀，使培根和小萝卜都裹在压碎的鳄梨肉中。

● 鸡肉、利马豆、核桃沙拉——270 卡路里（2 人份）

200 克鸡胸肉，切丁

2 小枝迷迭香，摘下叶片，切成细末

1 瓣大蒜，切成末

50 克四季豆，择净

100 克罐装利马豆，洗净沥干

1 个红皮洋葱，切成极薄片

1 汤匙核桃片

橄榄油

制作酱料：

1 汤匙橄榄油

1 汤匙芥末

1 汤匙白酒醋

将鸡肉、迷迭香末和蒜末放在大碗里，淋上橄榄油，一起搅拌。取一个大的不粘煎锅，中火加热，倒入拌好的鸡肉。炒约 10 分钟，或炒到鸡肉变色熟透。同时，将一大锅水煮至沸腾，加入四季豆，煮

2分钟。然后加入利马豆，再煮2分钟。此时，四季豆应该已经煮软，而利马豆也已经煮透。将它们完全沥干。取一个大菜碗，将鸡肉、豆子、红皮洋葱和核桃搅拌在一起。在另一个小碗里，将橄榄油、芥末和白酒醋搅拌均匀，制成酱汁。然后将酱汁倒在沙拉上，轻轻摇匀。

● 小龙虾沙拉——250卡路里（1人份）

制作酱料（足够拌2～3份沙拉）：

1个小洋葱

1瓣大蒜

1/2个红尖椒

1汤匙橄榄油

1汤匙鱼露

1个柠檬，榨汁

1汤匙白酒醋

100克小龙虾肉

4个小萝卜，对半切开

1/4根黄瓜，切丁

1根芹菜秆，切碎

2大把芝麻菜

用切碎的小洋葱、大蒜和红尖椒作为调味料，将其放入一个果酱罐中，再倒入橄榄油、鱼露、柠檬汁和醋。将罐子盖紧，充分搅拌均匀。将小龙虾肉和蔬菜在碗中摆好，再淋上一大勺调味料。

● 西葫芦、羊奶酪沙拉——270卡路里（1人份）

1个西葫芦

2大把芝麻菜

50克覆盆子

1汤匙橄榄油

1汤匙香醋

40克羊奶酪，切丁

1汤匙南瓜子

1把薄荷叶，撕碎

用削皮器或切丝器将西葫芦削成长丝状，加入芝麻菜和覆盆子，搅拌均匀。淋上橄榄油和香醋，撒上羊奶酪、南瓜子和一些撕碎的薄荷叶。

● 甜菜根沙拉三明治——290 卡路里（2 人份）

1/2 匙橄榄油

1 个红皮洋葱，切碎

1 茶匙孜然籽

1 小撮辣椒粉

4 个蘑菇，切成碎末

1 罐 400 克装的鹰嘴豆，洗净沥干

250 克生甜菜根，削皮，粗粗磨碎

1 个鸡蛋

1 汤匙芝麻酱

柠檬挤汁

菜油，用以刷抹

制作酱料：

2 汤匙希腊酸奶

1 袋芝麻菜叶

将烤炉预热至 200 摄氏度 / 燃气 6 挡。在煎锅中倒入橄榄油，加热，倒入洋葱炒 5 分钟，或炒至变软。加入孜然籽、辣椒粉和蘑菇，再煮 2 分钟。将煮好的菜放入食物搅拌机中，加入鹰嘴豆、2/3 的碎甜菜根、鸡蛋、芝麻酱和柠檬汁，将它们搅打至粗糙的糊状，倒入碗中。将剩下的碎甜菜根倒入碗中，搅拌均匀。加一小撮盐和足量黑胡椒调味。将手打湿，把混好的糊状物捏成 8 个团子，放在铺好纸的烤盘上。在沙拉三明治上抹一点菜油，烤 25 分钟。食用时，厚厚地浇上希腊酸奶，再撒上 1 把芝麻菜叶。

● 菜椒配碎丁羊奶酪——220 卡路里（1 人份）

1 个红菜椒

25 克羊奶酪，切丁

1 汤匙薄荷，粗粗切碎

1 汤匙香菜，粗粗切碎

1 根大葱，切成细末

1 汤匙开心果，粗粗切碎

4 个圣女果，对半切开

5 厘米长的黄瓜段，切片

1/2 个柠檬，榨汁

石榴籽

将红菜椒对半切开，去籽。在椒皮上涂一点橄榄油，切面朝下放在烤盘中。打开烤箱上火，将菜椒放置火上烤 5 分钟。将其他所有原料放在碗或盆中，搅拌均匀。从烤箱中取出菜椒，将奶酪碎丁混合物塞在菜椒的空隙中。

● 甜菜根、苹果、白豆汤——200卡路里（3人份）

1汤匙橄榄油

1茶匙孜然籽

2个中等大小的洋葱，粗粗切碎

500克生甜菜根，磨碎

2个可煮食的绿苹果，削皮，四等分切开

1升鸡汤或蔬菜汤

2个八角茴香

盐和现磨黑胡椒

1罐400克装的白豆，洗净沥干

希腊酸奶，用以辅食

1把香葱，切碎

在一个大炖锅中将油加热，加入孜然籽和洋葱，加盖慢火煎10分钟。加入碎甜菜根和苹果，搅拌均匀，加盖继续煎10分钟。倒入高汤，将火调大，加入八角茴香，用一撮盐和足量黑胡椒调味。将其煮沸，小火炖5分钟。关火，取出八角茴香，将汤菜倒入搅拌机中，打成浓浆状。把汤浆倒回锅中，加入白豆，炖煮20分钟。食用前淋上厚厚的希腊酸奶，再加入葱末。可冷藏保存3天，或冷冻保存1个月。

● 鹰嘴豆泥的 3 种吃法（3 人份）

制酱

1 罐 400 克装的鹰嘴豆，洗净沥干

1/2 个柠檬，榨汁

1 瓣大蒜

1 茶匙辣椒粉

2 汤匙橄榄油

2 汤匙芝麻酱

将所有原料在搅拌机中打至均匀柔滑。如果太稠，可以加一点点水。可以冷藏保存 2 ~ 3 天。

甜菜根鹰嘴豆泥——200 卡路里

250 克生甜菜根

2 罐 400 克装的鹰嘴豆，洗净沥干

1 个柠檬，榨汁

1 茶匙研碎的孜然

盐和胡椒粉

2 汤匙希腊酸奶

大锅加水煮沸，放入甜菜根，加盖煮 30 ~ 40 分钟，或煮软。煮好时，叉子或刀子可以轻松切开它们。将煮好的甜菜根沥干，放凉。

当它们凉到合适上手的程度时，削皮，将根肉粗粗切碎，放入食品处理机中。再加入鹰嘴豆、柠檬汁、孜然和一小撮盐、胡椒粉，搅打均匀。将它们倒入碗中，加入酸奶拌匀。

薄荷豌豆鹰嘴豆泥——170 卡路里

200 克煮熟的豌豆

1 瓣大蒜，压碎

1 汤匙芝麻酱

柠檬挤汁

1 汤匙罐装鹰嘴豆

2 汤匙橄榄油

1 把薄荷叶

将所有原料放入食物搅拌机中，搅打成稠糊状。加入 1～2 汤匙清水，再次快打。

● 鹰嘴豆榛子沙拉——270 卡路里

100 克胡桃南瓜，削皮，切丁

1 汤匙橄榄油

1/2 茶匙甜胡椒

80 克四季豆

200 克罐装鹰嘴豆，洗净沥干

1 汤匙榛子

2 把水田芥叶子

8 个圣女果，对半切开

2 根大葱，切碎

1/2 根黄瓜，切碎

1 汤匙香醋

将烤箱预热至 190 摄氏度 / 燃气 5 挡。将胡桃南瓜放进平底锅中，倒入沸水，小火炖煮 5 分钟，而后充分沥干，铺在烤盘上。在南瓜上淋一半的橄榄油，撒上甜胡椒，放入烤箱烤至金黄。这需要大约 15 分钟。将豆子蒸熟，待用。把烤熟的南瓜倒入碗中，加入鹰嘴豆、榛子、水田芥、圣女果、大葱、黄瓜和四季豆。将它们搅拌均匀，淋上剩下的橄榄油和香醋后食用。

● 西班牙鹰嘴豆菠菜浓汤——210 卡路里（2 人份）

50 克西班牙香肠，切丁

1 汤匙橄榄油

1 根大韭葱，切成薄片

2 瓣中等大小的大蒜，切成细末

1 个红菜椒，切丁

1 小撮辣椒碎

1 茶匙辣椒粉

1 汤匙番茄酱

1 升鸡汤

200 克罐装鹰嘴豆，洗净沥干

150 克嫩菠菜

取一个小号平底不粘锅，中火加热。加入西班牙香肠，偶尔翻炒约 5 分钟，直至熬出其中大多数油脂。将其倒入厨用纸巾中沥干，弃置油脂。在一个大平底锅中倒入橄榄油，中火加热。加入韭葱，频繁翻炒约 5 分钟。然后加入大蒜、菜椒、辣椒碎和辣椒粉，再炒 1 分钟。加入番茄酱，频繁翻炒 2 分钟。倒入高汤和鹰嘴豆，直至煮沸。调小火，半盖炖煮 20 分钟。最后放入嫩菠菜叶和煎好的西班牙香肠，煮至菠菜软蔫，即可食用。

● 大虾浓汤——170 卡路里（2 人份）

1 升蔬菜汤

50 克甜玉米笋

1 把豆芽

50 克嫩豌豆

50 克甜豌豆

1 块姜，削皮磨碎

1 汤匙鱼露

1/2 个柠檬挤的汁

12 只大虾，去壳除线

1 把新鲜罗勒、1 把薄荷、1 把香菜

1/2 个红尖椒，切成细末

将高汤倒入大炖锅中，煮沸。加入甜玉米笋、嫩豌豆、甜豌豆和姜，煮 3~4 分钟。加入鱼露和柠檬汁，调味。放入大虾煮至虾肉变粉，需 2~3 分钟。撒上调味香草和红尖椒，即可食用。

● 意大利乳清奶酪、梨、核桃沙拉——290 卡路里（1 人份）

50 克新鲜的意大利乳清奶酪

2 根大葱，切成细末

50 克四季豆

1 汤匙橄榄油

1 汤匙柠檬汁

1/2 瓣大蒜，压碎

1 把平叶欧芹，切碎

1 小撮肉豆蔻

2 大把水田芥

1 小个梨，四等分切开

1 汤匙核桃片

将意大利乳清奶酪弄碎放入碗中，加入大葱末，轻轻搅拌均匀。将四季豆放入一小锅沸水中，煮 3~4 分钟。捞出完全沥干，在流动的冷水下冲凉，待用。制作沙拉作料：将橄榄油、柠檬汁、大蒜、欧芹和肉豆蔻放入碗中，调味。将水田芥、四季豆和梨在盘中摆好，加入意大利乳清奶酪和大葱的混合物，淋上调味料，撒上核桃片。

● 清减版香辣豆汉堡——280 卡路里

4 个汉堡 =2 人份，馅料可以冷藏 2~3 天

4 个蘑菇

1 把新鲜香菜

1 罐 400 克装的白豆，洗净沥干

1 罐 400 克装的芸豆，洗净沥干

1 个鸡蛋

1/2 个洋葱，切成细末

1 个尖椒，切成薄片

1 茶匙研碎的孜然

1 茶匙辣椒粉

1 茶匙干辣椒粉或几滴塔巴斯科辣沙司

橄榄油

面粉，用以撒粉

1 袋什锦蔬菜叶

1 个牛番茄，用以辅食

将蘑菇和香菜放入食物搅拌机中，搅打至类似面包碎屑状。然后加入豆子和鸡蛋，搅匀成软黏的混合物。倒入剩下的所有原料搅拌，直至它们混合均匀。用面粉拍打双手，将混合物捏成 4 个汉堡。在一个大平底锅中淋上一点橄榄油，用中火煎汉堡，直至它们变成褐色，完全煎透。铺上什锦蔬菜叶和切成厚片的牛番茄。

● 鸡肉芦笋沙拉——270 卡路里（2 人份）

2 块去皮的鸡胸肉

1 捆芦笋（约 200 克），择掉粗老的末端

1 个红菜椒，去籽切成薄片

橄榄油

盐和黑胡椒

2 汤匙原味酸奶

1 汤匙酸奶油

1 汤匙白酒醋

1/2 瓣大蒜，压碎

1 汤匙切碎的莳萝

120 克什锦蔬菜叶

2 汤匙烤松子

　　将烤箱预热至 220 摄氏度 / 燃气 7 挡。将鸡肉、芦笋和红菜椒摆在一个浅口大烤盘中，淋上橄榄油。充分调味，放入烤箱中烘烤 20 分钟，中途翻动。或烤至鸡肉熟透，且蔬菜变软微焦。取一个小碗，将酸奶、酸奶油、醋、大蒜和莳萝放入搅拌，制作调味料。将什锦蔬菜叶分成两份，装盘，撒上烤松子，将烤好的鸡肉和蔬菜铺在上面。浇上调味料食用。

● 热哈罗米奶酪沙拉——280 卡路里（2 人份）

1/2 茶匙香辣粉

1 大把薄荷叶，切碎

1/2 个柠檬榨汁搅碎

1 汤匙橄榄油

1 个西葫芦，切成 1 厘米厚的圆片

150 克袋装奶酪，切成方块

4 把芝麻菜叶

1 个红菜椒，去籽切丁

1 汤匙切片黑橄榄

将香辣粉、半把薄荷、柠檬汁碎、橄榄油、西葫芦和奶酪混合在一起。放置在一旁浸润 30 分钟。把 8 根木制烤肉叉子浸在水中 20 分钟。将西葫芦和奶酪穿在烤肉叉子上，剩余的腌汁放在一边待用。将烤串放在烘烤炉上或开烤箱上火烘烤 7~8 分钟，中途翻转，用腌汁涂抹。取一个碗，放入芝麻菜、菜椒、橄榄和剩余的薄荷叶，倒入剩下的腌汁。搭配烤好的菜肴食用。

● 葡萄柚曼彻格奶酪沙拉——280 卡路里（2 人份）

1 个大的葡萄柚

80 克奶酪，切丁

1 个鳄梨，切丁

1/2 个球茎茴香，切成薄片

1 个柠檬，榨汁

1 汤匙橄榄油

1 汤匙香醋

1 大把新鲜香菜，切碎

剥好葡萄柚，用刀子分开柚肉，用碗盛好流出的果汁。将奶酪、鳄梨、球茎茴香、柚肉放入碗中，搅拌均匀。混合柠檬汁、橄榄油和香醋，制作酱料。将酱料倒入沙拉，撒上新鲜香菜，即可食用。

晚餐

（350~500卡路里）

● 豪华鱼排佐以块根芹——470卡路里（4人份）

制作酱料：

2个小块根芹，去皮切丁

1汤匙牛奶

1汤匙黄油

盐和胡椒

1大个洋葱，切成细丁

2根韭葱，切成薄片

2汤匙新鲜欧芹，切碎

1汤匙新鲜莳萝，切碎

100克蘑菇，切碎

400克健康白鱼肉（如黑线鳕、鳕鱼、绿青鳕），切成大块

150克去壳虾肉

1 片月桂叶

250 毫升牛奶

橄榄油

　　将烤箱预热至 180 摄氏度／燃气 4 挡。制作酱料：在沸水中将块根芹煮软，大约 10 分钟。将其沥干，放入搅拌机中，加入牛奶、黄油、少许盐和胡椒，搅打成菜泥。将菜泥倒入碗中备用。取一个大平底锅，倒橄榄油加热，将洋葱、韭葱和各种香草放入炒几分钟。将它们倒入盘中待用。用同样的平底锅将蘑菇煎至微微呈金黄色，而后倒入洋葱、韭葱混合物中。将鱼肉和虾肉放在一个大锅中，倒入牛奶和月桂叶，煮至沸腾。接着煮约 4 分钟，用漏勺捞出鱼肉和虾肉。留着牛奶，但去掉其中的月桂叶以及任何骨或皮。将鱼肉放在一个耐热菜盘中，将蘑菇、洋葱、韭葱混合放在上方，再倒 3～4 汤匙煮过的牛奶，以增添水分。最后倒上块根芹菜泥，放入烤箱烤 15 分钟。

● 西葫芦虾肉——390 卡路里（2 人份）

1 根韭葱（或 2 根嫩韭葱），切厚片

1 个西葫芦，用削皮器或切丝切片器削成薄条状

2 厘米长的生姜，剥皮磨碎

1/2 个红尖椒，切碎

1 瓣大蒜，压碎

1 个柠檬，榨汁

1 汤匙橄榄油

200 克生虾肉

1/2 罐 400 克装的白豆，洗净沥干

2 把新鲜香菜，切碎

盐和现磨黑胡椒

将韭葱上锅蒸 4~5 分钟，或蒸至变软，在最后 2 分钟时加入西葫芦。蒸好后放置待用。取出小型研磨机、食物搅拌机或杵和臼，将生姜、尖椒、大蒜和柠檬汁倒入其中捣成糊状。在锅中以中火加热橄榄油，倒入糊状物，慢煎 1~2 分钟。加入虾肉和豆子，翻炒至虾肉变成粉色，直至煮透，大约 10 分钟。加入蒸好的韭葱和西葫芦，将其搅拌均匀。用盐和胡椒调味，食用前撒上切碎的香菜。

● 酸橙鳟鱼搭配碎香菜豌豆——480 卡路里（2 人份）

2 块 120 克的鳟鱼块

2 个酸橙，1 个剥皮切片，1 个榨汁

1/2 茶匙研碎的孜然

200 克冻豌豆

1 汤匙希腊酸奶

1 大把香菜，切成细末

盐和现磨黑胡椒

橄榄油

将烤箱预热至 180 摄氏度 / 燃气 4 挡。将鳟鱼块放进耐热菜盘中，淋上橄榄油，再将酸橙片放在鱼肉上，撒上孜然，并以盐和现磨黑胡椒调味。将鱼肉放进烤箱中烤 8 分钟，或烤至完全熟透。同时，在沸水中将豆子煮软，沥干放入碗中，倒入酸奶和酸橙汁，再用搅拌机搅成粗糙的糊状。倒入大部分香菜，搅拌均匀，用一小撮盐和足量现磨黑胡椒调味。将鱼肉铺在豆泥上，再撒上剩下的香菜，即可食用。

● 松仁羔羊肉丸子搭配摩洛哥沙拉——480 卡路里（2 人份）

制作肉丸子：

200 克羔羊肉末

1 小个洋葱，细细磨碎

2 瓣大蒜，压成糊状

50 克松子，略略烘烤，粗粗切碎

1/2 茶匙辣椒粉

1/4 茶匙研碎的甜胡椒

1/2 茶匙研碎的孜然

1 个蛋清，略略打散

1 小捆新鲜欧芹，切成细末

1 小捆新鲜薄荷，切成细末

1 汤匙菜油

盐和现磨黑胡椒

制作沙拉：

100 克菠菜叶

1 汤匙杏仁切片

1/2 根黄瓜，去皮去籽，切成小块

2 汤匙鹰嘴豆，洗净沥干

2 根大葱，切碎

1 茶匙橄榄油

1 汤匙香醋

1/2 个柠檬，榨汁

　　取一个大碗，将羔羊肉末、洋葱、大蒜、松子、辣椒粉、甜胡椒和孜然倒入拌匀。加入蛋清，再次拌匀。加入切碎的香草拌匀，再以盐和现磨黑胡椒调味。将混合物捏成 6 个大小均等的丸子。在煎锅中热油，用中火煎肉丸子，时不时翻动。煎 10 分钟，直至丸子的每一面都呈金褐色，并完全熟透。将菠菜叶放入碗中，再加入其他所有沙拉原料，搅拌均匀，和肉丸子搭配食用。

● 猪肉搭配苹果和小洋葱——450 卡路里（8 人份）

1 条卷好的无骨猪腿关节肉（约 3.5 千克）

8 瓣大蒜，压碎

1 捆新鲜鼠尾草，切成细末

5 汤匙橄榄油

2 根大韭葱，斜切片

16 个小洋葱

6 个小苹果，去核，分别切成 4 瓣

1 汤匙黄油

250 毫升苹果汁

盐和胡椒

将烤箱预热至 240 摄氏度 / 燃气 9 挡。摊开猪肉，用锋利的刀子在肉上划花。将大蒜、鼠尾草、一小撮盐和胡椒、3 汤匙橄榄油调成酱，将其涂在猪肉上。再次卷起猪肉，将其系紧。将韭葱片放在烤盘底部，和剩余的橄榄油拌匀铺好，然后将猪肉放在上面，烘烤约 25 分钟，或烤至猪皮起泡变脆。同时，在煎锅中用黄油将小洋葱和苹果块煎至褐色。将烤箱温度调至 180 摄氏度 / 燃气 4 挡。将小洋葱和苹果放在猪肉周围，再烤 45~60 分钟，或烤至肉类温度计读数为 75 ~ 80 摄氏度。将烤盘取出，保温。将盘中的汁液滤至一个小炖锅中，加入苹果汁，煮沸后调小火炖至略稠。将烤猪肉切片，搭配苹果、小洋葱和肉汁食用。

● 辣子鸡和扁豆——470 卡路里（1 人份）

1/2 个球茎茴香，切成薄片

1/2 个红皮洋葱，切成小菱块

1 瓣大蒜，压碎

1 把新鲜百里香

橄榄油

辣椒碎

1 块去皮鸡胸肉

200 毫升菜汤

1/2 罐 400 克装的绿扁豆

50 克糖荚豌豆

将烤箱预热至 200 摄氏度 / 燃气 6 挡。将球茎茴香、洋葱、大蒜和百里香放进烤盘中，淋上一点橄榄油，撒上辣椒碎。将鸡胸肉放在最上面，送入烤箱烘烤 20 分钟。将其移出，把烤箱温度调至 150摄氏度 / 燃气 2 挡。加入菜汤和绿扁豆，使其均匀铺在鸡肉周围。充分调味，再将烤盘放入烤箱，烤 20 分钟。同时，将糖荚豌豆蒸或煮3~4 分钟。最后搭配鸡肉和扁豆食用。

● 烟熏鲭鱼和橙子沙拉——460卡路里（2人份）

200克甜菜根

2汤匙红酒醋

1/2个橙子，榨汁搅碎

1汤匙橄榄油

1小撮盐和现磨黑胡椒

2个橙子

1棵菊苣

2根大葱，斜切片

2小块烟熏鲭鱼

20克核桃仁

将烤箱预热至200摄氏度/燃气6挡。在烤盘中加2厘米高的水，放入甜菜根。盖上锡箔，烤30分钟。同时，将橄榄油、醋、橙子汁碎放进一个旋盖的罐子中，用盐和黑胡椒调味。而后盖上盖子，摇晃直至其均匀。甜菜根柔软至可用刀子戳穿，即可将其从烤箱中取出。把甜菜根放凉到可以上手后，剥去表皮，掐掉头尾，再切成圆片。放入一点刚刚做好的酱汁，搅拌。给橙子剥皮，横切成圆形薄片。去掉菊苣头部，掰下叶片，去掉最外层的叶子。将菊苣叶摆在沙拉碗中，加上切成片的甜菜根、橙子和大葱。将鱼肉剥成薄片，铺在顶部，再加入核桃仁，淋上剩下的酱汁。

● 煎鸡肉配白豆泥——440 卡路里（2 人份）

2 块去皮鸡胸肉

1 汤匙橄榄油

盐和黑胡椒

1 个小洋葱，切成细末

1~2 瓣大蒜，切碎

1 罐 400 克装的白豆，洗净沥干

1 大把平叶欧芹

蒸四季豆或西蓝花，用以辅食

在鸡胸肉上淋一点橄榄油，用一小撮盐和足量黑胡椒充分调味。加热煎锅，煎鸡胸肉 10 分钟，常常翻动。同时，在一个炖锅中加热剩下的油，加入小洋葱。慢火炒 5 分钟，然后加入大蒜，再炒 2 分钟，至食材变软。加入白豆，粗粗捣碎，再加入一点汤或水调稀。最后加入欧芹搅拌，并调味。搭配绿色蔬菜食用。

● 茄子配羔羊肉和石榴——490 卡路里（2 人份）

2 个茄子，纵向切成两半

1 汤匙橄榄油

1 个洋葱，切成细末

1/2 茶匙碎孜然

1/2 茶匙辣椒粉

1/2 茶匙碎肉桂

200 克羔羊肉瘦肉末

1 汤匙松子

1 汤匙番茄酱

2 汤匙石榴籽

1 把平叶欧芹，切碎

将烤箱预热至 220 摄氏度 / 燃气 7 挡。把茄子切面向上放在烤盘中，薄薄涂上一层橄榄油，用一小撮盐和足量黑胡椒调味，然后放入烤箱中烤 20 分钟。同时，在一个平底锅中加热剩下的橄榄油，倒入洋葱和香料，中火炒 8 分钟。加入羊肉、松子和番茄酱，再炒 8 分钟。起锅前拌入石榴籽。从烤箱中取出茄子，将羊肉混合物均匀分入切开的茄子中，再将其放入烤箱烤 10 分钟。食用前撒上欧芹叶片。

● 法式烩鱼——390 卡路里（2 人份）

1 个小洋葱，切成细末

1 个球茎茴香，切成细末

1 瓣大蒜，切成细末

300 毫升鸡汤

1/2 罐 400 克装的碎番茄

250 克海鲜什锦（大虾、螃蟹、白鱼肉、小龙虾等）

2～3 把菠菜

苦艾酒或干白葡萄酒

橄榄油

在一个大平底锅中加热橄榄油，倒入小洋葱、球茎茴香和大蒜末，炒 5 分钟至食材变软。加入苦艾酒，煮沸 1 分钟。倒入鸡汤和番茄，煮沸。调小火炖 15 分钟，然后倒进海鲜和菠菜，煮熟。调味食用。

● 牛排配法式鲜奶油和黑胡椒酱汁——510 卡路里（2 人份）

200 毫升牛肉汤

100 毫升红酒

2 块沙朗牛排（每块约 225 克）

1 小撮牛排调味料

1 茶匙黄油

1 茶匙橄榄油

2 汤匙法式鲜奶油

2 茶匙混合黑胡椒，粗粗压碎

2 大把蔬菜叶沙拉什锦

将汤和酒倒入一个小炖锅中，大火煮沸后再煮约 10 分钟，使之变少变稠，然后用一小撮盐调味。用一撮牛排调味料给牛排调味，放置使之达到室温。将煎锅大火加热，放入黄油和橄榄油。保持高温，将牛排单面煎 3 分钟至五成熟，或 2 分钟至三成熟。翻面，再煎 2 分钟至五成熟，或 1 分钟至三成熟。倒入煮好的浓汤、鲜奶油和现磨黑胡椒。充分翻动，再煮 1 分钟即可。搭配绿叶沙拉食用。

● 哈里萨辣酱鸡——420 卡路里（2 人份）

2 块去皮鸡胸肉

4 茶匙哈里萨辣酱

1 汤匙橄榄油

1 汤匙松子

4 大把嫩菠菜叶

2 根大葱，切碎

1/4 根黄瓜，切碎

2 个番茄，切碎

200 克芸豆，洗净沥干

1 汤匙葡萄干

1 把平叶欧芹，切碎

1 把薄荷叶，切碎

将烤箱预热至 180 摄氏度 / 燃气 4 挡。每块鸡胸肉涂上 2 茶匙哈里萨辣酱，放入耐热菜盘中。淋上橄榄油，用盐和胡椒调味，放入烤箱中烤 25 分钟，或烤至熟透。然后取出，略微放凉后撕成碎条。将松子放进干燥的煎锅中，中火烘烤几分钟。待其变成金黄色，立刻关火，因为它们很容易燃烧。把菠菜叶放进一个碗中，加入大葱、黄瓜、番茄、芸豆、葡萄干和各种香草。放入鸡肉碎，撒上松子，即可食用。

● 蟹肉饼——440 卡路里（1 人份）

100 克蟹肉

1 汤匙罐装甜玉米，洗净沥干

一点伍斯特沙司

1 茶匙蛋黄酱

1 根大葱，切碎

1 把欧芹，切碎

1/2 个柠檬，榨汁

西蓝花

现磨黑胡椒

面粉，用于扑粉

橄榄油

辣椒粉

在一个碗中混合甜玉米、蟹肉、辣椒粉、伍斯特沙司、大葱、蛋黄酱和欧芹。调味，并拌入柠檬汁。将其冷藏几小时。取一点面粉，用黑胡椒调味，将它们撒在干净的面板上，并扑一些在手上。取出冷藏后的什锦馅料，将其捏成 2 个肉饼。在一个不粘煎锅中倒一点油，加热到适当程度后，将肉饼放入，每面煎 3 分钟。搭配蒸西蓝花食用。

● 箔蒸鱼——370 卡路里（2 人份）

2 片去皮鱼肉（鳕鱼、黑线鳕等），每片 120 克

2 个番茄，切碎

4 根大葱，洗择干净，斜切段

1 个红尖椒，去籽撕条

1 根胡萝卜，削皮切丝

1 个柠檬，榨汁

1 汤匙酱油

1 把新鲜香菜，切碎

100 克四季豆

将烤箱预热至 220 摄氏度 / 燃气 7 挡。在一个大烤盘上铺 2 张厨用锡箔，将鱼片分别放上。在一个碗中混合番茄、大葱、尖椒和胡萝卜，将它们分摊在 2 块鱼片上。淋上柠檬汁和酱油，然后用锡箔将鱼

包裹起来。放入烤箱烘烤 15 分钟。同时，用沸水煮熟四季豆。在烤熟的鱼片上撒香菜，搭配四季豆食用。

● 炒鸡肉配酸橙和椰奶——340 卡路里（2 人份）

2 茶匙菜籽油

2 片去皮鸡肉

1 个绿尖椒，去籽切成细末

150 毫升椰奶

1 汤匙泰国鱼露

1 大把香菜，切碎

4 根大葱，切碎

1 个酸橙，榨汁

在炒锅中以大火热油，放入鸡肉片，翻炒 5 分钟，或炒至变成金黄色。加入尖椒，翻炒 1 分钟，然后加入椰奶、鱼露、香菜和大葱，再煮 3 分钟。洒上酸橙汁即可食用，也可以搭配 2 汤匙糙米饭（多加 70 卡路里）。

● 姜汁猪肉配炒蔬菜——270 卡路里（2 人份）

1 汤匙酱油

2 汤匙红酒醋

2 瓣大蒜，压碎

1 汤匙磨碎的姜

2 片瘦猪肉（每片约 125 克）

1 茶匙菜籽油

1 个中等大小的洋葱，切片

1 根小胡萝卜，切成薄片

1 个西葫芦，切片

2 茶匙玉米淀粉

150 克糖荚豌豆，切成两半

100 克豆芽

在一个碗中混合酱油、醋、大蒜和姜，然后加入猪肉，混合均匀。加盖，冷藏几小时或一晚上。将烤箱预热至 180 摄氏度 / 燃气 4 挡。沥干猪肉，腌汁留着备用。在不粘锅中将猪肉煎至完全变为褐色，将其放入耐热菜盘中，放进烤箱烘烤 30 分钟。取出，斜切开。在炒锅中热油，加入洋葱、胡萝卜和西葫芦，大火翻炒至它们变软。在待用的腌汁中拌入玉米淀粉，加一点水，调匀后倒入炒锅。再加入糖荚豌豆和豆芽，翻炒至酱汁沸腾变稠。猪肉和炒菜搭配食用。如有需要，可添加 2 汤匙糙米饭（多加 70 卡路里）。

● 辣火鸡杏子汉堡配沙拉——460卡路里（2人份）

制作汉堡：

5个蘑菇

250克火鸡肉末

1/2个洋葱，切成细末

6个杏脯，切成细末

1汤匙平叶欧芹，切成细末

1茶匙混合香辛料

1个鸡蛋，打散

制作沙拉：

1汤匙橄榄油

3根大葱，切碎

100克芝麻菜叶

50克去皮杏仁

50克石榴籽

100克圣女果，切丁

柠檬挤汁

将蘑菇放入食品处理机中，搅打至类似面包碎屑状。将做汉堡剩余的其他原料放入一个碗中，用一小撮盐和足量黑胡椒调味，用手将其拌匀，然后捏成均匀大小的小丸子。在煎锅中热油，将丸子放入煎

5 分钟，或煎至全部变成褐色，然后调小火，再煎 10 分钟。等其熟透后便关火离灶，但需保温。用同一个锅煎炒大葱 3 分钟。将芝麻菜放入一个碗中，混入炒熟的大葱拌匀。加入杏仁、石榴籽和圣女果，挤一些柠檬汁，便可与汉堡搭配食用。

● 红烧鳕鱼搭配生菜和豌豆——440 卡路里（1 人份）

100 克冻豌豆

1 小棵宝石生菜，撕片

1 汤匙橄榄油

140 克去骨鳕鱼

盐和现磨黑胡椒

2 根大葱，切厚片

1 汤匙法式鲜奶油

1/2 个柠檬，榨汁

将豌豆放入一锅沸水中，煮 5 分钟。加入生菜，再煮 2 分钟。用滤器将它们充分沥干，然后把滤器架在空锅上，重新开火加热 1 分钟。这样蒸烘可以去除豌豆和生菜的多余水分。在一个大锅中加热橄榄油，将用盐和现磨黑胡椒充分调味的鳕鱼放入，倒入大葱，中火加热，鱼每面煎 3~4 分钟。在锅中倒入生菜、豌豆、鲜奶油和柠檬汁，再慢火烧煮 2 分钟。

● **清减版辣肉锅——460 卡路里（8 人份）**

500 克蘑菇

2 汤匙菜籽油

500 克牛肉末

2 个红皮洋葱，切成细末

2 根片菜杆，切碎

1 汤匙干辣椒碎

1/2 汤匙碎孜然

1/2 汤匙甘牛至

2 罐 400 克装的碎番茄

500 毫升牛肉汤或菜汤

1 罐 400 克装的菜豆，洗净沥干

1 罐 400 克装的眉豆，洗净沥干

1 根肉桂

盐和现磨黑胡椒

75 克黑巧克力，粗粗切碎

1 把新鲜香菜，切碎

希腊酸奶，用以辅食

　　将烤箱加热至 150 摄氏度／燃气 2 挡。将蘑菇放入食品处理机中，搅打成碎屑状。将一半的油倒入一个耐火焙锅中，中火加热。倒入牛肉末，翻炒至完全变色，然后用漏勺将其盛出，放在一旁。将剩下的油加入锅中，倒入洋葱和芹菜，炒 3~4 分钟。然后加入蘑菇、辣椒碎、孜然和甘牛至，搅拌均匀，再炒 3 分钟。将炒牛肉末倒回锅中，加入番茄、高汤、菜豆和眉豆。将肉桂折成两半，放入锅中。将它们煮沸，然后调小火，加盖盖紧。将锅放入预热好的烤箱，烤 2~3 个小时。从烤箱中取出焙锅，如有必要，可继续调味。加入巧克力碎，搅拌至其融化，然后撒上切碎的香菜。搭配酸奶食用。

最佳搭配：早午晚的快捷食谱

5分钟早餐

■ 炒蛋的 3 种吃法

番茄和小葱——200 卡路里

取 2 个鸡蛋，打入一个碗中搅散，用一点盐和足量黑胡椒调味。在平底锅中加热一块黄油，倒入鸡蛋。用小铲轻炒鸡蛋 0.5~1 分钟，直至熟度达到个人喜好。撒入掐好的小葱搅动，出锅，搭配牛番茄厚片食用。

奶油熏鲑鱼——310 卡路里（午餐选择）

在 2 个鸡蛋中加入 1 汤匙法式鲜奶油，打匀，再与 1 茶匙预先融化的黄油一起倒入平底锅。在鸡蛋半熟时，撒入一点小葱和 50 克切丁的熏鲑鱼。

辣椒奶酪——230 卡路里

打好 2 个鸡蛋，与半茶匙辣椒末一起翻炒。当鸡蛋半熟时，加 1

把搓碎的奶酪，继续炒煮，直至熟度达到个人喜好。

■ 奶酪的 3 种吃法

梨和核桃——210 卡路里

将 100 克奶酪舀到一个碗中。将一个梨去核切丁，拌入奶酪，再撒上 1 把切碎的核桃。

番茄、黄瓜和欧芹——90 卡路里

将 100 克奶酪舀到一个碗中。细细切碎 1 个番茄、1 段 5 厘米长的黄瓜和 1 把欧芹。将其拌入奶酪，挤入一点柠檬汁，再以黑胡椒调味。

覆盆子和菠菜——140 卡路里

将 100 克奶酪舀到一个碗中。粗粗切碎 1 把嫩菠菜叶，拌入奶酪中。加入 1 把覆盆子，将其轻轻压碎，使之更好地融入奶酪。

■ 鳄梨的 3 种吃法

水煮荷包蛋——200 卡路里

将半个鳄梨切成厚片。撒上一小撮辣椒粉。将荷包蛋放在上面，

充分调味。

奶酪和山核桃——320 卡路里（午餐选择）

将半个鳄梨切丁，放入碗中。将火柴盒大小的 1 片奶酪切丁，加入碗中，再放入 1 把山核桃。

金枪鱼和大葱——200 卡路里

切半个鳄梨放入碗中。取一小罐金枪鱼（浸在水中，而不是浸在油中的那一种），沥干，加入碗中，再挤一点柠檬汁。将其捣碎，再放入切碎的大葱搅拌。抹在厚厚的牛番茄片上食用。

毫不费力的午餐

■ 地中海拼盘——220 卡路里

用 2 汤匙鹰嘴豆泥、1 片火柴盒大小的羊奶酪、1 小把橄榄、2~3 条鳀鱼、1 个红菜椒、1 段 7 厘米长的黄瓜以及 1 把圣女果做一个沙拉拼盘。

■ 墨西哥拼盘——350 卡路里

用 2 汤匙鳄梨沙拉酱、萨尔萨辣酱、酸奶油、100 克熟鸡肉条做一个拼盘，搭配胡萝卜条和芹菜条蘸酱吃。

■ 无碳农夫午餐——290 卡路里

将 1 个苹果去核，切成厚片，放在盘子里。加入 2 根芹菜、1 片火柴盒大小的切达奶酪、2 片火腿、1 把核桃和 1 汤匙酸辣酱（请用低糖配方，而非甜卤酱）。

■ 奶酪烘豆——260 卡路里

给 2 个波多贝罗蘑菇调味，放入烤箱上火烤 2 分钟。用一个平底锅加热半罐烘豆，撒入伍斯特沙司，并加入 1 把搓碎的马苏里拉奶酪煮至融化。搭配蘑菇食用。

■ 花生酱蘸菜——230 卡路里

将 2 汤匙花生酱和 1 汤匙软奶酪放入碗中拌匀。将 1 根芹菜、1 根胡萝卜、1 段 7 厘米长的黄瓜和一个红菜椒切成条蘸酱吃。

■ 沙丁鱼蘸菜——320 卡路里

将 2 汤匙软奶酪和 1 小罐沥干的沙丁鱼倒入碗中，挤一点柠檬汁，搅拌均匀。将 1 根芹菜、1 根胡萝卜、1 段 7 厘米长的黄瓜和 1 个红菜椒切成条蘸酱吃。

简易晚餐

让一块鸡胸肉变得诱人的 5 种方法

酸橙和姜——130 卡路里

取半个酸橙榨汁，加入半茶匙五香粉、一点橄榄油、一点泰国鱼露和 1 茶匙姜蓉。将其搅匀，浇在鸡肉上。用平底锅煎鸡肉，或用烤箱烘烤食用。

杏仁和罗勒——190 卡路里

将 1 把罗勒叶细细切碎，放入碗中，加 1 汤匙杏仁碎和 1 汤匙帕尔马奶酪碎。调味，并滴入一点橄榄油。将其混合均匀，撒在鸡肉上，烘烤食用。

菜椒和橄榄——170 卡路里

将 2 个红菜椒细细切碎，将其与 1 把切碎的黑橄榄、一撮辣椒碎混合，撒在鸡肉上。再在鸡肉上添一点橄榄油。烘烤食用。

罗勒和松子——220 卡路里

往食品处理机中加入 1 把罗勒叶、1 汤匙松子、1 汤匙帕尔马奶酪碎、盐、黑胡椒、一点油。将其搅打成沙司，倒在鸡肉上，烘烤食用。

菠菜和意大利乳清奶酪——230 卡路里

在碗中倒 2 汤匙意大利乳清奶酪，混入 1 把细细切碎的菠菜叶和 1 汤匙松子。在鸡胸肉上纵切一道口子，将上述食物舀进开口中。滴一些橄榄油，调味，烘烤食用。

■ 让一块鲑鱼排变得诱人的 3 种方法

酱油和大葱——240 卡路里

取 1 个柠檬榨汁，加入 1 汤匙酱油、1 汤匙蚝油、1 茶匙姜蓉和 1 根切碎的大葱。将上述调味料抹到鲑鱼排表面，腌浸 1 个小时左右。食用前，沥干鱼肉，用平底锅煎煮，在出锅前几分钟加入剩下的腌汁。

酸橙和香菜——200 卡路里

往臼中加入 1 个酸橙挤的汁和 1 把香菜叶，用杵碾碎。加入半茶匙碎孜然和一小撮辣椒碎。将上述混合物抹在鲑鱼表面，煎食或烤食。

裹上辣芝麻——250 卡路里

将 1 汤匙芝麻、一撮干辣椒粉混合，挤入一点柠檬汁。开烤箱上火，放入鲑鱼排烘烤单面。当需要将鱼排翻面时，将上述混合物放到鱼肉上，烘烤另一面。

■ 让一块羊排变得诱人的 3 种方法

薄荷——170 卡路里

往臼中加入 1 把薄荷叶、1 汤匙柠檬汁和 1 汤匙香醋，用杵碾碎。用其搭配烤羊排食用。

芥末——180 卡路里

将 1 瓣大蒜、2 茶匙芥末酱和 1 把切碎的迷迭香叶混合碾碎。在烹煮羊排前抹在羊肉上。

山核桃碎——220 卡路里

将 1 把山核桃、2 茶匙香茅酱、1 把切碎的百里香和 1 把切碎的欧芹轻轻压碎。在烹煮羊排前抹在羊肉上。

■ 西葫芦的 3 种吃法

西葫芦——20 卡路里

将西葫芦用切丝切片器的粗条切刮配件处理。在煎锅中洒一点橄榄油加热，将西葫芦炒 2 ~ 3 分钟，或炒至变软。用一撮盐和足量黑胡椒调味。与以下任一种酱料搭配食用。

番茄肉酱——260 卡路里

（制作 4 份的量）在大锅中加热一点橄榄油，加入 1 茶匙意式混合香料、1 个切碎的红皮洋葱、1 根切丁的芹菜梗和 1 根切丁的胡萝卜。将其慢火煎炒 10 分钟，再加入 400 克牛肉瘦肉末，炒至其全部变色。加入 1 罐 400 克装的番茄碎、1 汤匙番茄酱和 1 汤匙伍斯特沙司，用一撮盐和足量黑胡椒调味。将其煮沸，充分搅拌，然后加盖小火炖 1 ~ 1.5 个小时。

鲑鱼和法式鲜奶油——330 卡路里

将 2 ~ 3 汤匙法式鲜奶油、50 克熟鲑鱼片和 2 汤匙冻豌豆拌匀，用炖锅慢火加热。

香辣茄酱意大利面——150 卡路里

（制作 3 份的量）在锅中加热一点橄榄油，加入 1 茶匙甘牛至、1 茶匙百里香、1 瓣切碎的大蒜、1 ~ 2 个压碎的新鲜尖椒、1 把罗勒切碎的茎。煎炒几分钟后，加入 1 罐 400 克装的番茄碎和 1 汤匙番茄酱。不加盖炖煮约 8 分钟，使多余的水分挥发。将火关小，再煮几分钟，时不时翻搅。加入 1 汤匙香醋、一撮盐和一些黑胡椒进行调味，然后加入 1 把撕碎的罗勒叶炒匀。盛盘备用。另煮适量意大利面，搭配香辣茄酱即可食用。

■ 菜花米的 3 种吃法

菜花米——30 卡路里

一棵菜花可供 4 人食用。切掉太硬的菜心和茎梗，将剩余的部分放入搅拌机中搅打至米粒大小的颗粒。接着，将其倒入耐热碗中，盖上保鲜膜，在膜上戳几个洞，高火微波 7 分钟，不需要加水。或者将菜花米薄薄摊在烤盘上，在烤箱里中火烘烤 10 ~ 15 分钟。加入新鲜香菜末或烤孜然以调味。搭配以下方法食用。

鸡肉豌豆"抓饭"——170 卡路里

在锅中加热一点橄榄油，加入 100 克熟鸡肉片和 2 汤匙煮熟的冻豌豆。炒至豌豆变软，然后加入菜花米食用。

蘑菇"炖饭"——210 卡路里

在锅中加热一点橄榄油和一小块黄油，倒入 100 克切碎的蘑菇煎炒。加入一些切碎的迷迭香叶片和 30 克切丁的山羊奶酪，然后加入菜花米食用。

蔬菜咖喱——270 卡路里

（制作 3 份的量）在大平底锅中加热一点橄榄油，加入切碎的红皮洋葱，炒 8 分钟或炒至其变软。加入 1 个切丁的西葫芦、1 个切碎的红菜椒、100 克切碎的蘑菇、1 小个去皮切丁的胡桃南瓜。倒入 2~3 汤匙咖喱酱和 1 罐 400 克装的番茄碎。将其煮沸，然后炖煮 25~30 分钟。若有需要可加一点水。

■ 味噌与嫩蔬菜——70 卡路里

用 1 小袋配料做 1 份味噌汤，加 2 把嫩蔬菜，比如嫩甜玉米、甜豌豆和糖荚豌豆。

■ 河粉与熟鸡肉和菠菜——130 卡路里

用 1 包配料煮 1 份河粉汤，加入 100 克熟鸡肉和 2 大把菠菜叶。

■ 清炖肉汤与块根芹和大葱——40 卡路里

做 1 份清炖肉汤，取汤底，加 2 根切碎的大葱和 80 克磨碎的块根芹。

偶尔来点不一样的：无忧烘焙

◆ 西葫芦和南瓜子松饼——每个 170 卡路里（做 12 个）

3 汤匙黄油

1 个西葫芦

1 个苹果

1 个橙子，榨汁

4 个鸡蛋

150 克椰子粉

1 茶匙发酵粉

1 茶匙混合香料

50 克南瓜子

将烤箱预热至 220 摄氏度 / 燃气 7 挡。在松饼烤盘上摆好松饼模具。在一个小平底锅中融化黄油，放置备用。在一个碗中磨碎西葫芦和苹果。将鸡蛋打好，加入磨碎的西葫芦和苹果。加入橙汁和融化的黄油，将其搅拌均匀。将椰子粉和发酵粉放进另一个碗中，然后慢慢将上述混合物搅入其中，直至拌均匀并黏手。如果看起来仍然太稠且易散，那就一点一点地加水——每次加 1 汤匙——直至质感适当。然后倒入南瓜子搅拌。将其分装到松饼模具中，放入烤箱烘烤 12～15 分钟，或直至烤肉叉可以戳进松饼正中，并且拔出时仍然洁净为止。

◆ 奶酪烤饼——每个 180 卡路里（做 12 个）

175 克椰子粉

6 汤匙黄油

6 个鸡蛋

1 茶匙小苏打

1 撮盐

75 克磨碎的切达奶酪

将烤箱预热至 200 摄氏度 / 燃气 6 挡，给烤盘铺上烘焙纸。将上述所有原料倒入食品处理机中，搅打至完全混合。将混好的生面团放置 1～2 分钟，使其膨胀。再将其捏成 12 个大小相仿的小饼，放在铺好的烤盘中。烤 15 分钟，或烤至金黄。

◆ 无忧布朗尼——120 卡路里（做 16 个）

4 汤匙融化的椰子油

100 克杏仁粉

半茶匙发酵粉

100 克可可豆肉

6 颗大枣

3 个鸡蛋

　　将烤箱预热至 180 摄氏度 / 燃气 5 挡，用一点椰子油涂抹一个直径 20 厘米的方形烤模。将所有原料拌均匀，再倒入烤模中，用抹刀抹平。烘烤 20 分钟。

4周菜单规划

注意事项：

◆ 每日平均摄入量——800卡路里。（但要记住，不必盲目遵循"800"这个数字，你将在几周的时间里坚持这个食谱，所以摄入量偶尔高一点或低一点都会很快得到平衡。）

◆ 周末的菜单是早午餐和内容更丰盛的晚餐，没有午餐——不过这只是一个建议，完全可以把周末也当作普通的工作日。

◆ 一周中还可以有一次从"快捷食谱"而非正式菜单中选择菜肴，不过需要自己计算摄入量总和。

诀窍：你可以在这些奋斗的日子里选择一些合理健康的零食，比如浆果、杏仁、水煮蛋或者"无忧烘焙"中的西葫芦和南瓜子松饼，这些都比饼干强！

第1周

	早餐	午餐	晚餐
周一	蓝莓绿茶奶昔	菜椒配碎丁羊奶酪	茄子配羔羊肉和石榴
周二	水煮荷包蛋和鳄梨	无碳农夫午餐	蔬菜咖喱配菜花米
周三	无碳伯奇什锦	甜菜根沙拉三明治	蔬菜馅煎蛋饼
周四	波多贝罗吐司配山羊奶酪和松子	沙丁鱼蘸菜	箔蒸鱼
周五	杏仁酱配苹果和枸杞	热哈罗米奶酪沙拉	辣子鸡和扁豆
周六	奶酪烘豆		牛排配法式鲜奶油和黑胡椒酱汁
周日	水煮荷包蛋和鲑鱼挞		哈里萨辣酱鸡

第2周

	早餐	午餐	晚餐
周一	熏鲑鱼和炒蛋	鹰嘴豆泥的 3种吃法	鸡肉芦笋沙拉
周二	酸奶配百香果 和杏仁	甜菜根、苹果、 白豆汤	豪华鱼排
周三	蓝莓绿茶奶昔	鸡肉利马豆沙拉	蟹肉饼
周四	无碳伯奇什锦	生菜杯	煎鸡肉配白豆泥
周五	波多贝罗吐司配轻 煎菠菜和鹰嘴豆	小龙虾沙拉	从"快捷食谱"中 选择
周六	蔬菜馅煎蛋饼		清减版辣肉锅
周日	无碳华夫饼		猪肉搭配苹果 和小洋葱

第3周

	早餐	午餐	晚餐
周一	鳄梨搭配金枪鱼和大葱	鹰嘴豆榛子沙拉	西葫芦虾肉
周二	从"快捷食谱"中选择	西班牙鹰嘴豆菠菜浓汤	姜汁猪肉配炒蔬菜
周三	甜瓜、菠菜、蓝莓奶昔	西葫芦、羊奶酪沙拉	法式烩鱼
周四	从"快捷食谱"中选择	生菜杯	哈里萨辣酱鸡
周五	无碳伯奇什锦	葡萄柚曼彻格奶酪沙拉	红烧鳕鱼搭配生菜和豌豆
周六	烘蛋配薄荷豌豆和羊奶酪沙拉		松仁羔羊肉丸子搭配摩洛哥沙拉
周日	清减版鱼蛋饭		辣火鸡杏子汉堡

第4周

	早餐	午餐	晚餐
周一	酸奶和大黄什锦	地中海拼盘	红烧鳕鱼搭配生菜和豌豆
周二	炒蛋配番茄和小葱	大虾浓汤	烟熏鲭鱼和橙子沙拉
周三	酸奶配百香果和杏仁	鹰嘴豆榛子沙拉	西葫芦虾肉
周四	从"快捷食谱"中选择	鹰嘴豆泥的3种吃法	辣子鸡和扁豆
周五	波多贝罗吐司配山羊奶酪和松子	鸡肉芦笋沙拉	从"快捷食谱"中选择
周六	墨西哥什锦		酸橙鳟鱼搭配碎香菜豌豆
周日	水煮荷包蛋和鲑鱼挞		茄子配羔羊肉和石榴

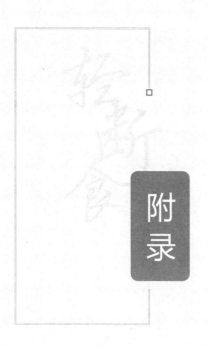

附录

糖尿病的不同类型

I 型糖尿病也被称为早发型糖尿病，通常在儿童时期发作。不过有时也在人生后期发作。在 I 型糖尿病发作的情况下，出于不同的原因，机体停止产生胰岛素，因此患者必须通过注射器或泵获得胰岛素。虽然这种糖尿病和体重增加的关系不是太密切，但保持身材并坚持运动依然很重要。

II 型糖尿病是目前最常见的糖尿病种类（90%），大多数情况下出现在 40 岁以上的人群中，不过现在患者的年龄开始变得越来越小。II 型糖尿病的暴发是因为患者出现了严重的胰岛素抵抗或是胰腺不再生产足够多的胰岛素。它的病因有很多，不过肝脏和胰腺中的脂肪含量过高似乎是一个主要因素。

妊娠期糖尿病影响的是孕妇。没有人知道它确切的起因，不过有一种理论认为，妊娠期分泌的激素会阻塞胰岛素受体，使某些女性变得更具胰岛素抗性。对这种疾病进行检测是很重要的，因为它会影响母亲和孩子的长期健康。在富含葡萄糖的子宫中孕育的婴儿更可能肥胖，并在人生后期发展成糖尿病。在大多数情况下，这种胰岛素抗性会在婴儿出生后不久消失，但澳大利亚的一个研究发现，有 25% 患者的病症会在之后的 15 年中继续发展。[53]

进一步血液检测

HbA1c 测试

HbA1c 也被称为糖化血红蛋白测试或血红蛋白 A1c 测试。它并不是测量某个时间的某个单一值（空腹血糖值），而是估算在过去几个月中的平均血糖水平。

正常范围：低于 42mmol/mol（6.0%）

前驱糖尿病：42~47mmol/mol（6.0%~6.4%）

糖尿病：超过 48mmol/mol（6.5%）

HbA1c 测试为何重要？据英国糖尿病协会称："糖尿病患者只需将 HbA1c 降低不到 1%，就能将 5 年内因病死亡的风险降低一半。"

血糖耐受性测试

这个测试能够测量身体的健康程度是否足以处理血糖激增的状况。在禁食一晚上之后，你将进行一次血液测试。你需要喝下一杯含糖饮料，然后在接下来的两小时中进行一系列的血液测试。最初，你的血糖将会急剧升高，但是到了两个小时后，应该降回 7.8mmol/l 以下。如果血糖没有降到这个程度，你的身体就有问题了。

前驱糖尿病：7.9~11.0mmol/l

糖尿病：超过 11.0mmol/l

对于孕妇来说，两小时后数值如果还高于 7.9mmol/l，就需要特别注意了，因为宝宝所面临的危险将会因此增大。

一周
低糖食谱

第一天

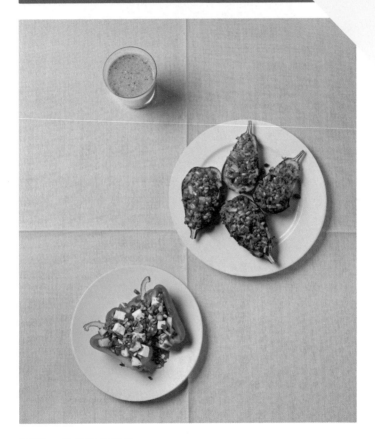

早餐：蓝莓绿茶奶昔

午餐：菜椒配碎丁羊奶酪

晚餐：茄子配羔羊肉和石榴

卡路里：810

第二天

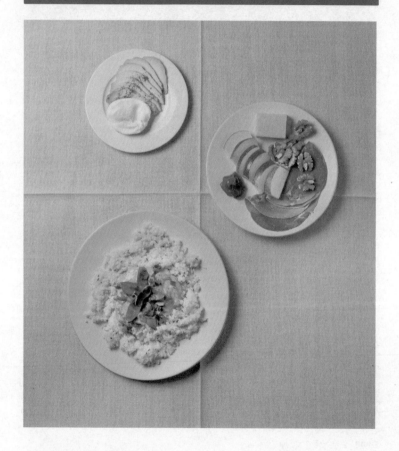

早餐：水煮蛋配鳄梨

午餐：无碳农夫午餐

晚餐：蔬菜咖喱配菜花米

卡路里：760

第三天

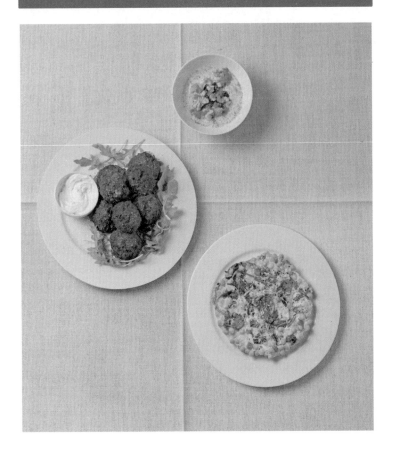

早餐：无碳伯奇什锦

午餐：甜菜根沙拉三明治

晚餐：蔬菜馅煎蛋饼

卡路里：790

第四天

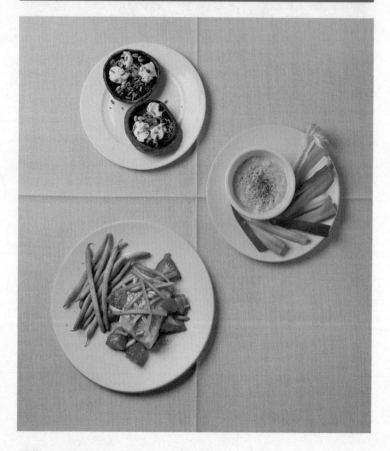

早餐：波多贝罗吐司配山羊奶酪和松子

午餐：沙丁鱼蘸菜

晚餐：箔蒸鱼

卡路里：840

第五天

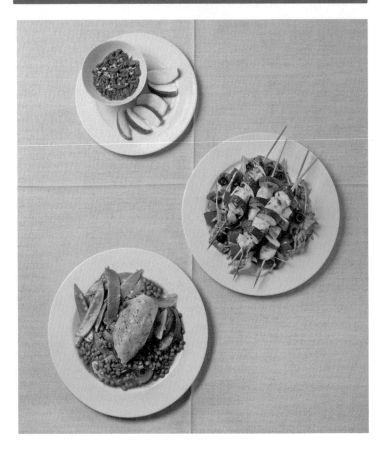

早餐：杏仁酱配苹果和枸杞

午餐：热哈罗米奶酪沙拉

晚餐：辣子鸡配小扁豆

卡路里：860

第六天

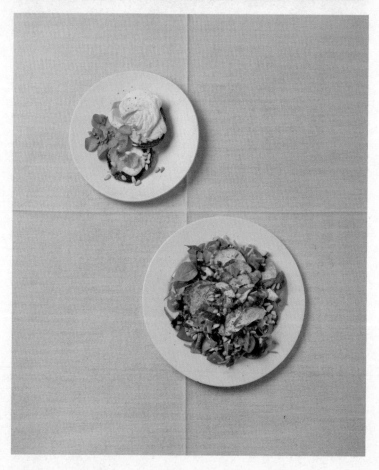

早午餐：奶酪烘豆

晚餐：牛排配法式鲜奶油和黑胡椒酱汁

卡路里：770

第七天

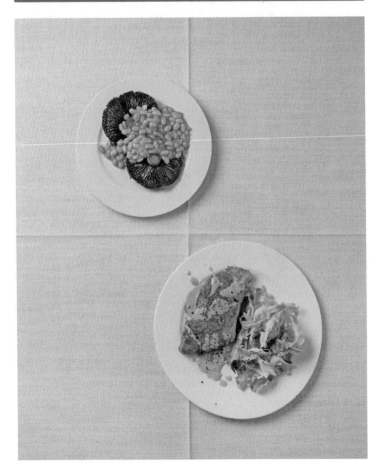

早午餐：水煮蛋和鲑鱼挞

晚餐：哈里萨辣酱鸡

卡路里：740

即食汤

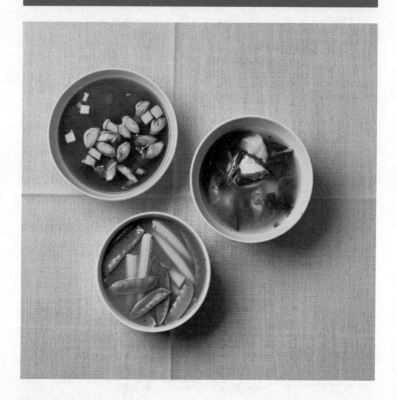

块根芹大葱清炖肉汤

卡路里：40

鸡肉菠菜河粉汤

卡路里：130

嫩蔬菜味噌汤

卡路里：70

最受欢迎的低糖食材

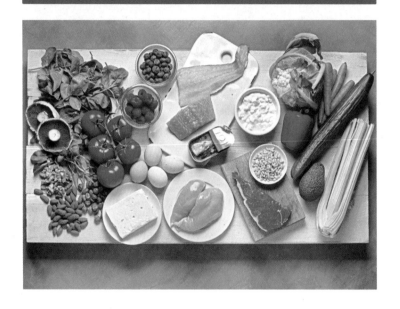

参考文献

1   Prevalence of prediabetes in England from 2003 to 2011. A G Mainhous III et al, *British Medical Journal*, 2014. http://bmjopen. bmj. com/content/4/6/e005002.full.

2   Prevalence and control of diabetes in Chinese adults. Xu Y et al, *Journal of the American Medical Association*, 2013. http://www. ncbi. nlm.nih.gov/pubmed/24002281.

3   Increased consumption of refined carbohydrates and the epidemic of type 2 diabetes in the US. L Gross et al, *American Journal of Clinical Nutrition*, 2004. http://ajcn.nutrition.org/content/79/5/774. full.

4   The Look Ahead Research Group, *New England Journal of Medecine*, 2013. http://www.nejm.org/doi/full/10.1056/NEJMoa1212914.

5   Always-hungry? Here's why. D Ludwig and M Friedman, *New York Times*, 2014. http://www.nytimes.com/2014/05/18/opinion/sunday/ always-hungry-heres-why.html?_r=0.

6   Effects of diet on metabolism in humans. D Ludwig, Harvard Medical School, 2012.

High glycaemic foods, overeating, and obesity. D Ludwig et al, *Pediatrics*, 1999, 103:E26.

7   Effects of diet on metabolism in humans. D Ludwig, Harvard Medical School, 2012.

8   Risk of cardiovascular and all-cause mortality in individuals with diabetes mellitus, impaired fasting glucose, and impaired glucose tolerance. E L Barr et al, *Australian Diabetes, Obesity, and Lifestyle Study*, 2007. http://www.ncbi.nlm.nih.gov/pubmed/17576864.

9   Glucose tolerance status and risk of dementia in the community. T Ohara et al, *Neurology*, 2011, http://www.neurology.org/content/77/12/1126.abstract.

10   Looking older: the effect of higher blood sugar levels. Leiden University Med Center, 2011. http://www.research.leiden.edu/news/looking-older-blood-sugar-plays-a-role.html.

11   Who would have thought it? An operation proves to be the most effective therapy for adult-onset diabetes mellitus. W J Pories et al, *Annals of Surgery*, 1995. http://www.ncbi.nlm.nih.gov/pmc/articles/PMC1234815/.

12   Type 2 diabetes: etiology and reversibility. R Taylor, *Diabetes Care*, 2013. http://care.diabetesjournals.org/content/36/4/1047.short.

13   Reappraisal of metformin efficacy in the treatment of type 2 diabetes: a meta-analysis of randomised controlled trials. R Boussageon et al, *Plos*, 2012. http://journals.plos.org/plosmedicine/article?id=10.1371 / journal. pmed.1001204.

14   Reversal of type 2 diabetes: normalisation of beta cell function in association with decreased pancreas and liver triacylglycerol. E L Lim, *Diabetologia*, 2011. http://www.ncbi.nlm.nih.gov/

pubmed/21656330.

15 Restoring normoglycaemia by use of a very low calorie diet in long- and short-duration type 2 diabetes. S Steven et al, *Diabet Med*, 2015. http://www.ncbi.nlm.nih.gov/pubmed/25683066.

16 *The Mind-Body Diabetes Revolution*, R Surwit, pub. Da Capo Press, 2005.

17 Ibid.

18 A single night of partial sleep deprivation induces insulin resistance in multiple metabolic pathways in healthy subjects. E Donga, et al, *Journal of Clinical Endocrinology & Metabolism*, 2010,95(6):2963-8. http://www.ncbi.nlm.nih.gov/pubmed/20371664.

19 Systematic review and meta-analysis of different dietary approaches to the management of type 2 diabetes. O Ajala et al, *American Journal of Clinical Nutrition*, 2013. http://www.ncbi.nlm.nih.gov/pubmed/23364002.

20 Low carbohydrate diet to achieve weight loss and improve HbA1c in type 2 diabetes and prediabetes: experience from one general practice. D Unwin and J Unwin, *Practical Diabetes*, 2014. http://www.abc.net.au/catalyst/extras/low%20carb/Low%20Carb%20 Diet%20for%20Weight%20Loss%20and%20Diabetes%20-%20 Unwin%202014.pdf.

21 Myths, presumptions, and facts about obesity. K Casazza et al, *New England Journal of Medecine*, 2013. http://www.nejm.org/doi/ full/10.1056/NEJMsa1208051.

22 The effect of rate of weight loss on long term weight management: a

randomised controlled trial. K Purcell, University of Melbourne, *The Lancet/Diabetes & Endocrinology*, 2014. http://www.thelancet. com/ journals/landia/article/PIIS2213-8587(14)70200-1/abstract.

23 The Minnesota starvation experiment. A Keys et al, University of Minnesota, 1944. http://www.apa.org/monitor/2013/10/hunger. aspx.

24 Resting energy expenditure in short-term starvation is increased as a result of an increase in serum norepinephrine. C Zauner et al, *American Journal of Clinical Nutrition*, 2000. http://ajcn.nutrition. org/content/71/6/1511.full.

25 Myths, presumptions, and facts about obesity. K Casazza et al, *New England Journal of Medecine,* 2013. http://www.nejm.org/doi/ full/10.1056/NEJMsa1208051.

26 Primary prevention of cardiovascular disease with a Mediterranean diet. R Estruch et al, *New England Journal of Medicine,* 2013. http:// www.nejm.org/doi/full/10.1056/NEJMoa1200303#t=articleMethod.

27 Standardised mindfulness-based interventions in healthcare: an overview of systematic reviews and meta-analyses of RCTs. R A Gotink et al, *Plos,* 2015. http://journals.plos.org/plosone/ article?id=10.1371 /journal. pone.0124344.

28 Primary prevention of cardiovascular disease with a Mediterranean diet. R Estruch et al, *New England Journal of Medicine,* 2013. http:// www.nejm.org/doi/full/10.1056/NEJMoa1200303#t=articleMethod.

29 The relationship between high-fat dairy consumption and obesity, cardiovascular, and metabolic disease. M Kratz et al, *European Journal of Nutrition*, 2012. http://link.springer.com/article/10.1007

%2Fs00394-012-0418-1.

30 Mediterranean diet may lower risk of diabetes. American College of Cardiology, 2014. http://www.sciencedaily.com/ releases/2014/03/140327100806.htm.

31 Mediterranean diet and invasive breast cancer risk among women at high cardiovascular risk in the PREDIMED trial. E Toledo et al, *JAMA*, 2015. http://archinte.jamanetwork.com/article.aspx?article id=2434738&resultClick=.

32 Mediterranean diet improves cognition. E H Martinez-Lapiscina et al, *Journal of Neurology, Neurosurgery and Psychiatry*, 2013. http://jnnp. bmj.com/content/84/12/1318.

33 Effects of initiating moderate alcohol intake on cardiometabolic risk in adults with type 2 diabetes. Y Gepner et al, *Annals of Internal Medicine*, 2015. http://annals.org/article.aspx?articleid=2456121.

34 Diet and the prevention of cardiovascular disease: physicians' knowledge, attitudes, and practices. N Harkin et al, *Journal of the American College Cardiology*, 2015. http://content.onlinejacc.org/ article.aspx?articleid=2198773.

35 Low-fat diet not a cure-all. Harvard School of Public Health, http:// www.hsph.harvard.edu/nutritionsource/low-fat/. Citing article: Low-fat dietary pattern and weight change over 7 years: the Women's Health Initiative Dietary Modification Trial. B V Howard et al, *Journal of the American Medical Association*, 2006.

36 Trends in mean waist circumference and abdominal obesity among US adults 1999-2012, E S Ford et al, *Journal of the American*

Medical Association, 2014. http://jama.jamanetwork.com/article. aspx?articleid=1904816.

37 Diabetes Prevention Program (DPP). http://www.niddk.nih.gov/ about-niddk/research-areas/diabetes/diabetes-prevention-program-dpp/Pages/default.aspx.

38 Reversal of type 2 diabetes: normalisation of beta cell function in association with decreased pancreas and liver triacylglycerol. E L Lim, *Diabetologia*, 2011. http://www.ncbi.nlm.nih.gov/ pubmed/21656330.

39 Restoring normoglycaemia by use of a very low calorie diet in long- and short-duration type 2 diabetes. S Steven et al, *Diabet Med*, 2015. http://www.ncbi.nlm.nih.gov/pubmed/25683066.

40 The pull of the past: when do habits persist despite conflict with motives? D Neal et al, USC, *Personality and Social Psychology Bulletin*, 2011. http://www.feinberg.northwestern.edu/sites/ipham/ docs/WW_WIP20130122_Habits.pdf.

41 Slim by design: kitchen counter correlates of obesity. B Wansink et al, Cornell Univ, *SSRN*, 2015.

42 Are breaks in self-weighing associated with weight gain? E E Helander et al, *Plos*, 2014. http://journals.plos.org/plosone/ article?id=10.1371/journal.pone.0113164.

43 The effect of intermittent energy and carbohydrate restriction v. daily energy restriction on weight loss and metabolic disease risk markers in overweight women. M Harvie et al, *British Journal of Nutrition*, 2013.http://www.ncbi.nlm.nih.gov/pubmed/23591120.

44   Does exercise without weight loss improve insulin sensitivity?R Ross, *Diabetes Care*, 2003.

45   Coronary heart disease and physical activity of work.J N Morris, *Lancet*, 1953, 265: 1053-1057.

46   Sedentary time in adults and the association with diabetes, cardiovascular disease and death: systematic review and meta-analysis. E G Wilmot ct al, *Diabetologia*, 2012.

47   Television viewing time and reduced life expectancy: a life table analysis. J L Veerman et al, *British Journal of Sports Medicine*, 2012. http://www.ncbi.nlm.nih.gov/pubmed/23007179.

48   Interrupting prolonged sitting impacts blood sugar metabolism. M C Peddie et al, *American Journal of Clinical Nutrition*, 2013.

49   Standing-based office work shows encouraging signs of attenuating post-prandial glycaemic excursion. J P Buckley et al, University of Chester, 2013. http://oem.bmj.com/content/early/2013/12/02/ oemed-2013-101823.full.pdf?keytype=ref&ijkey=fvcEm117f zTcT51.

50   The effects of free-living interval-walking training on glycemic control, body composition, and physical fitness in type 2 diabetic patients: a randomized, controlled trial. K Karstoft et al, *Diabetes Care*, 2013. http://www.ncbi.nlm.nih.gov/pubmed/23002086.

51   High-intensity circuit training using bodyweight: Maximum Results With Minimal Investment. B Klika et al, *ACSM'S Health & Fitness Journal*, 2013. hllp.//journals.lww.com/acsm-healthfitness/ fulltext/2013/05000/high_intensity_circuit_training_using_body_ weight_.5.aspx.

52 Neural correlates of mindfulness meditation-related anxiety relief. F Zeidan et al, *Social Cognitive and Affective Neuroscience*, 2013. http://scan.oxfordjournals.org/content/early/2013/06/03/scan.nst041.full.pdf.

53 Gestational diabetes mellitus: clinical predictors and long-term risk of developing type 2 diabetes: a retrospective cohort study using survival analysis, A J Lee et al, *Diabetes Care*, 2007. http://www. ncbi.nlm.nih. gov/pubmed/17392549.